0~9歳 男の子のママへ

まじめなオチンチンの話

男の子の気持ちがわかる本

医学博士
矢島暎《てる》夫《お》 著

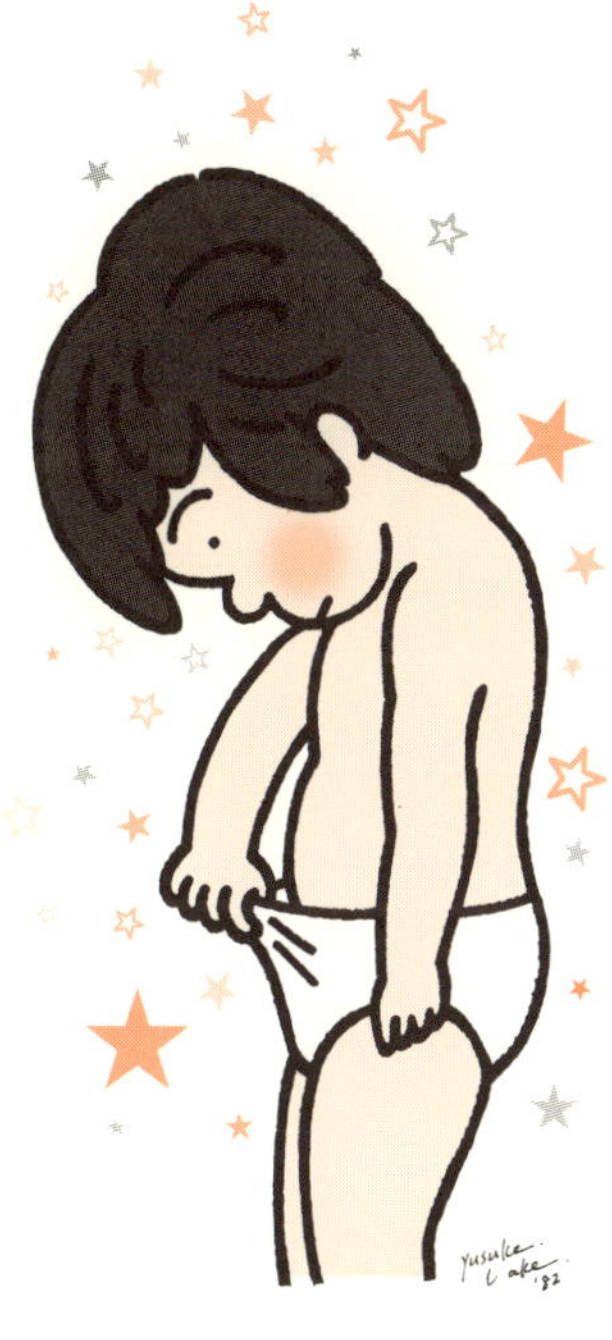

KANZEN

はじめに
痛いことをしなくても大丈夫

今年の3月に、私の孫・蒼椰《ソーヤ》（2歳3ヶ月）に妹・麻耶《マーヤ》ができました。妹のおしめをママが取り替えているのをじっと見ていた蒼椰が言いました。「誰がぼくにオチンチンを付けてくれたの?」、「ママよ」、「ふーん、ありがとう」。

これは実際にママが聞いたことで、びっくりして私に報告してきました。私はとてもうれしく、また感激しました。さすが、泌尿器科の「じじ」を持つ孫の発言だと。

私は東京の中野区でもう40年近く泌尿器科を開業しています。実は、私は昭和57年に『まじめなオチンチンの話』という本を出版しています。自分から言うのはおかしいのですが、結構評判になった本です。この本を読み返してみると、今回書いた本の中身とは、まったく逆になっているところがあります。それはオチンチンの皮のことです。前の本は、「オチンチンの皮は痛がってもどんどん剥きなさい」という考え方で書かれています。しかし、今度の新しい本では、「痛い思いをさせずに、あせらないでゆっくりと剥きましょう」と言いたいのです。

この私の考えの変化は、突然の思いつきではありません。

現在の土地で40年近くも開業していると、当時幼い子どもだった人がもう立派な大人になっています。近所には私に痛い思いをさせられた方が大勢います。そうした方が、今度は自分の息子を連れてきます。ある一時の状態ではなく、多くの男性を長い期間にわたって観察してきた結果、考えが変化し、この本の結論になったのです。

オチンチンの皮の問題では、大勢の医師や看護師が、それぞれの立場で意見を言われます。そして、どれもがそれなりに正しい意見だと思います。

私の意見もその一つです。ただ、小さな子どもに痛いことをしたくないだけです。長年の経験から、痛いことをしなくても大丈夫だと分かったからです。

本書は、包茎の問題をはじめ、オチンチンのケア、その構造、機能、病気など、男の子を持つお母さんに知っておいてほしいことを分かりやすく書いたものです。日ごろのお母さんの不安や悩みの解決に、少しでもお役に立てばと思います。

もくじ

1章 オチンチンの話

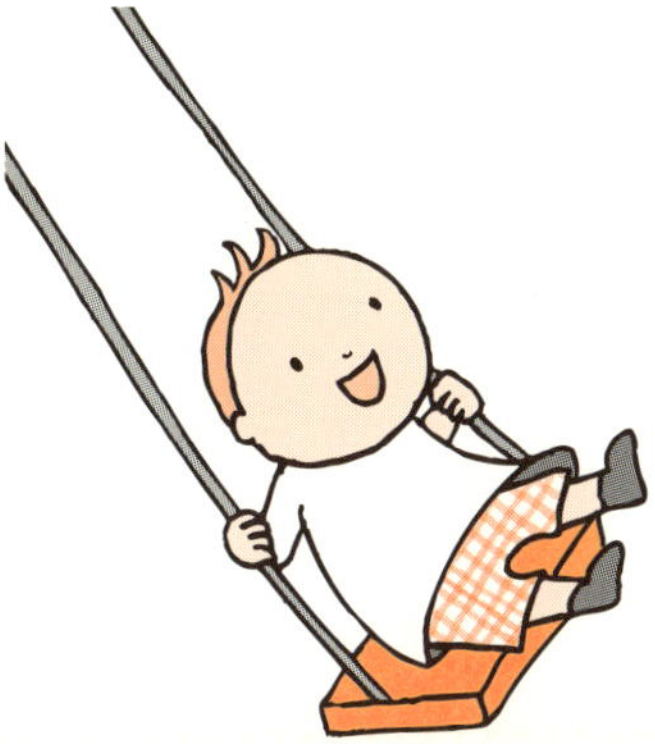

2章　睾丸といんのうの話

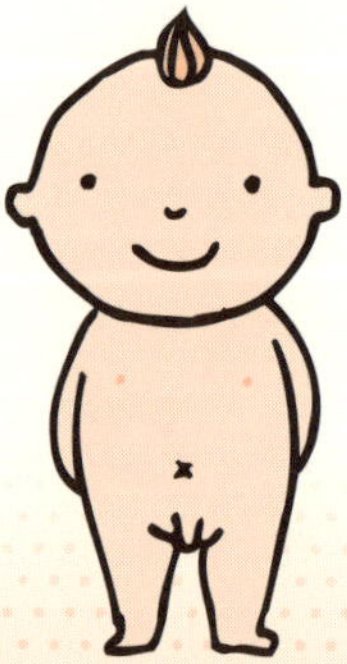

3章 オチンチンの病気の話

コラム

カバーイラスト●大竹 雄介
カバーデザイン●寒水 久美子

教えて!
オチンチンのこと 1

オチンチンが小さい

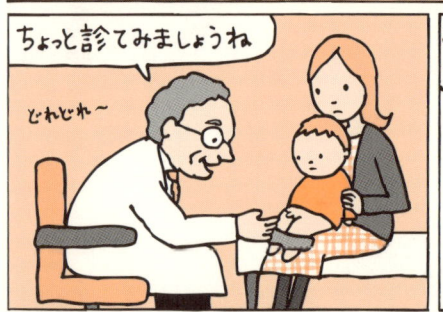

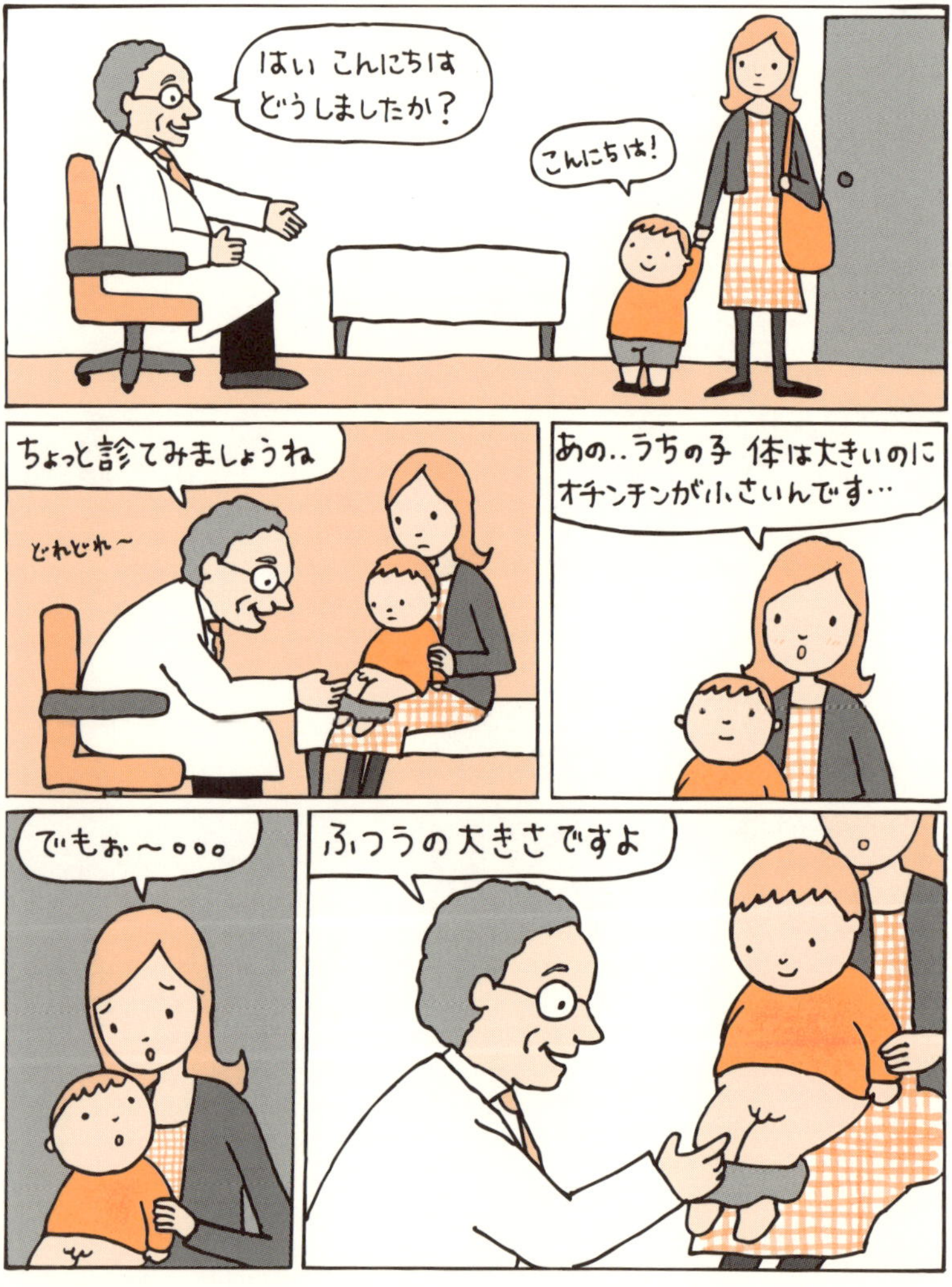

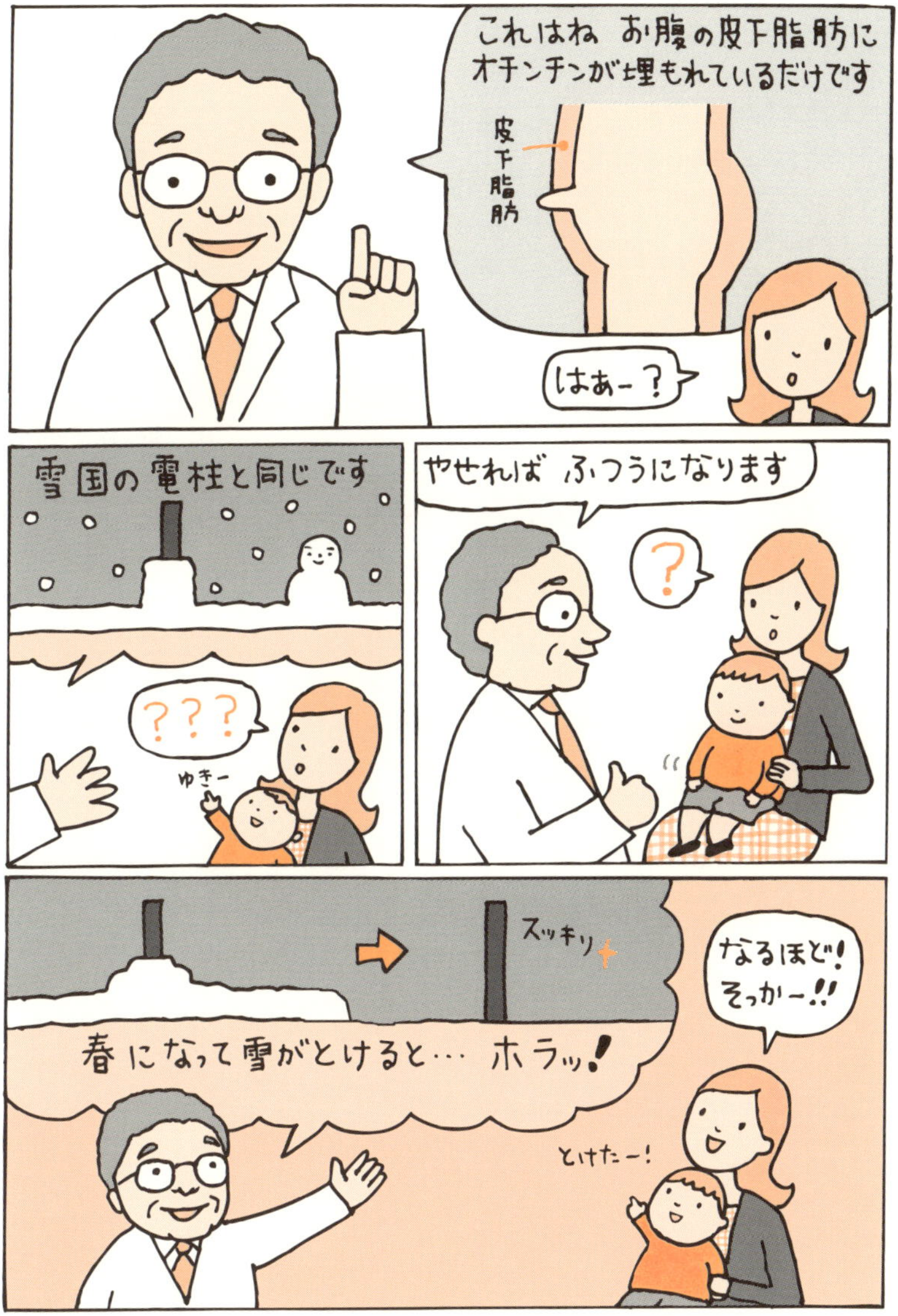
これはね お腹の皮下脂肪に
オチンチンが埋もれているだけです
皮下脂肪
はあー？
雪国の電柱と同じです
？？？
ゆきー
やせれば ふつうになります
？
ズッキリ
春になって雪がとけると… ホラッ！
なるほど！
そっかー!!
とけたー！

トイレを汚すのは誰だ?

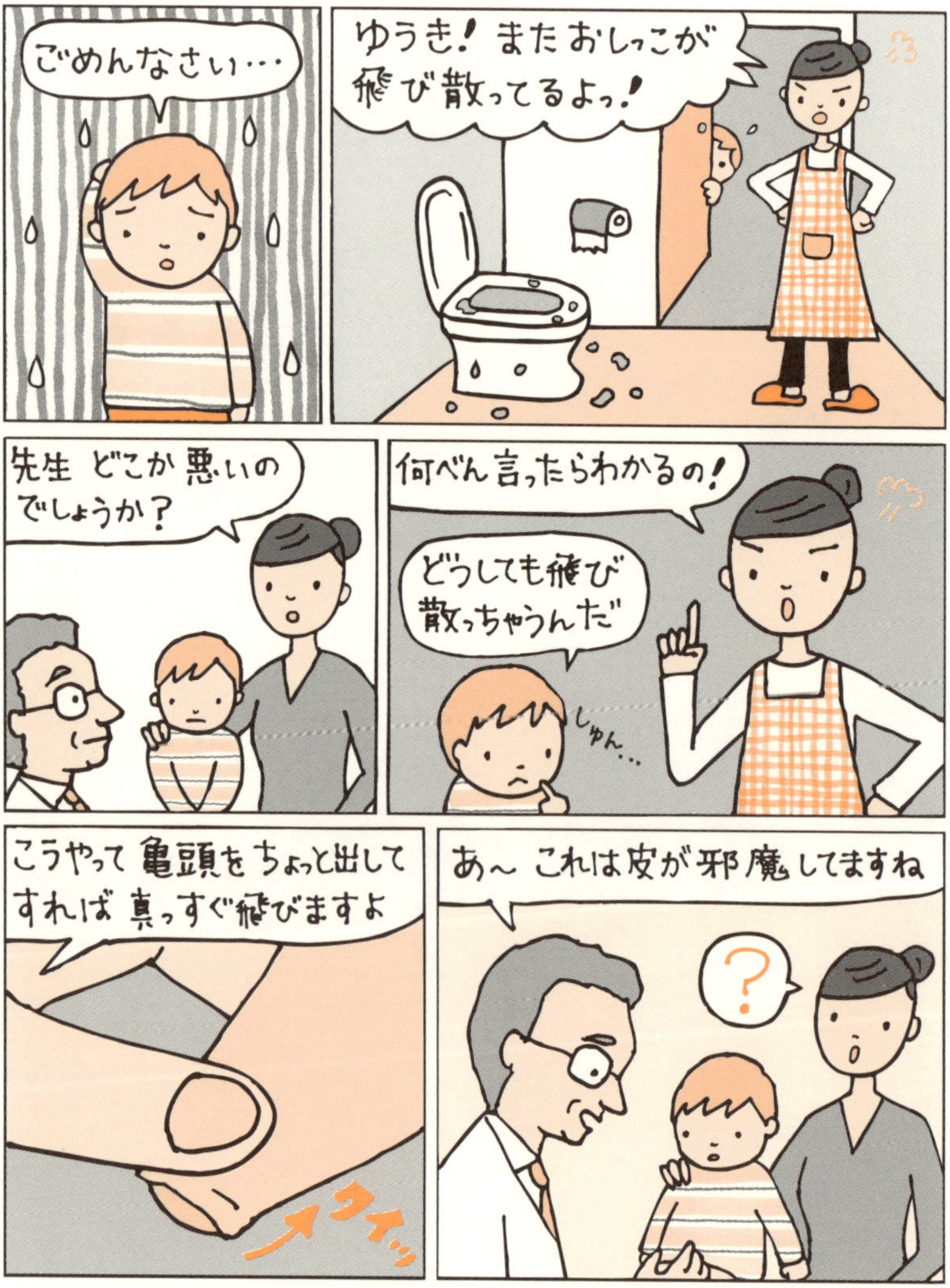
ゆうき! またおしっこが飛び散ってるよっ!
ごめんなさい…
何べん言ったらわかるの!
どうしても飛び散っちゃうんだ
しゅん…
先生 どこか悪いのでしょうか?
あ〜 これは皮が邪魔してますね
?
こうやって亀頭をちょっと出してすれば真っすぐ飛びますよ
クイッ

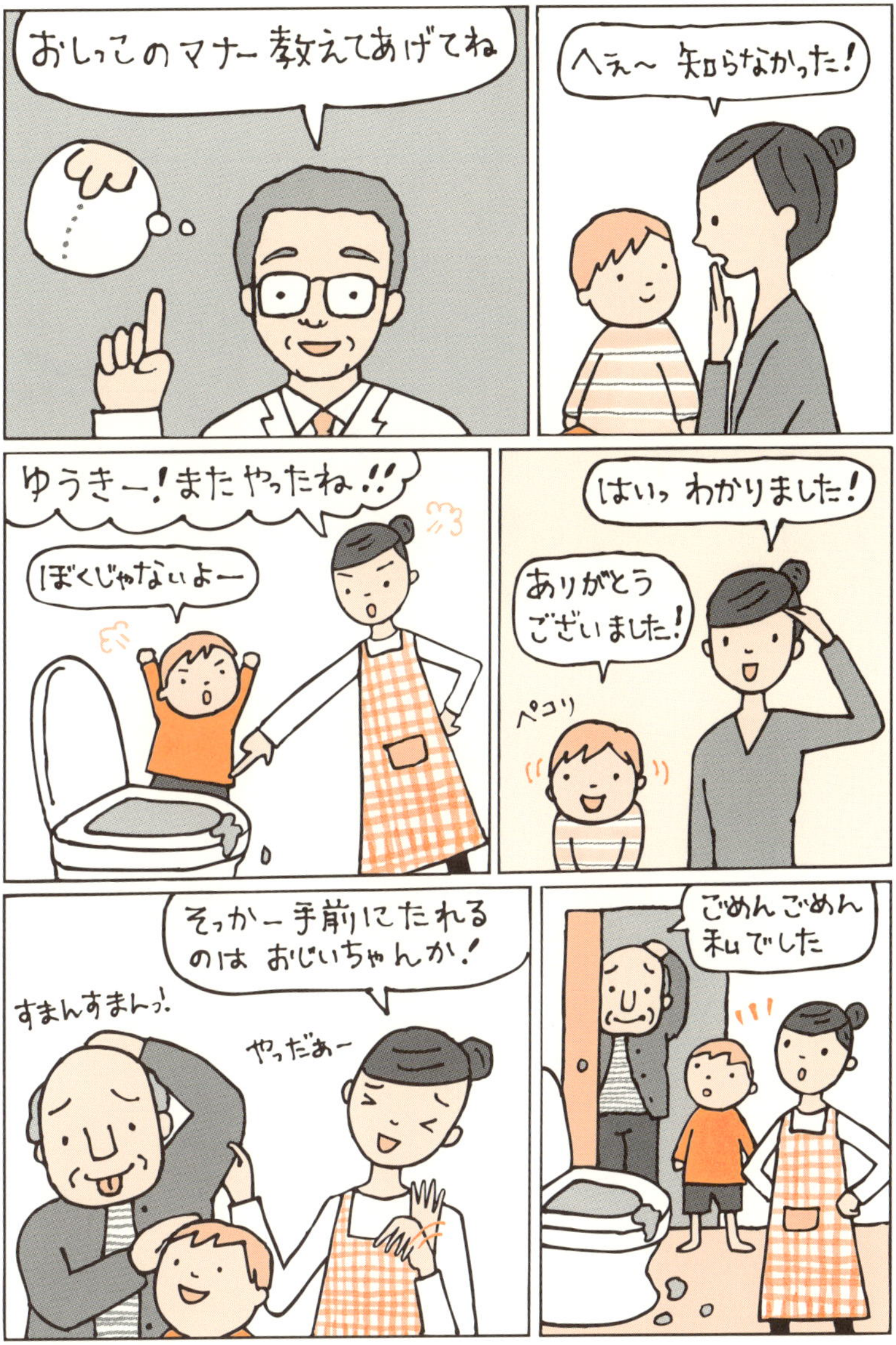
おしっこのマナー教えてあげてね
へぇ〜 知らなかった!
ゆうきー!またやったね!!
ぼくじゃないよー
はいっ わかりました!
ありがとうございました!
ペコリ
そっかー手前にたれるのは おじいちゃんか!
すまんすまんっ!
やっだあー
ごめんごめん 私でした

教えて!
オチンチンのこと 3

オチンチンにさわるのはナゼ?

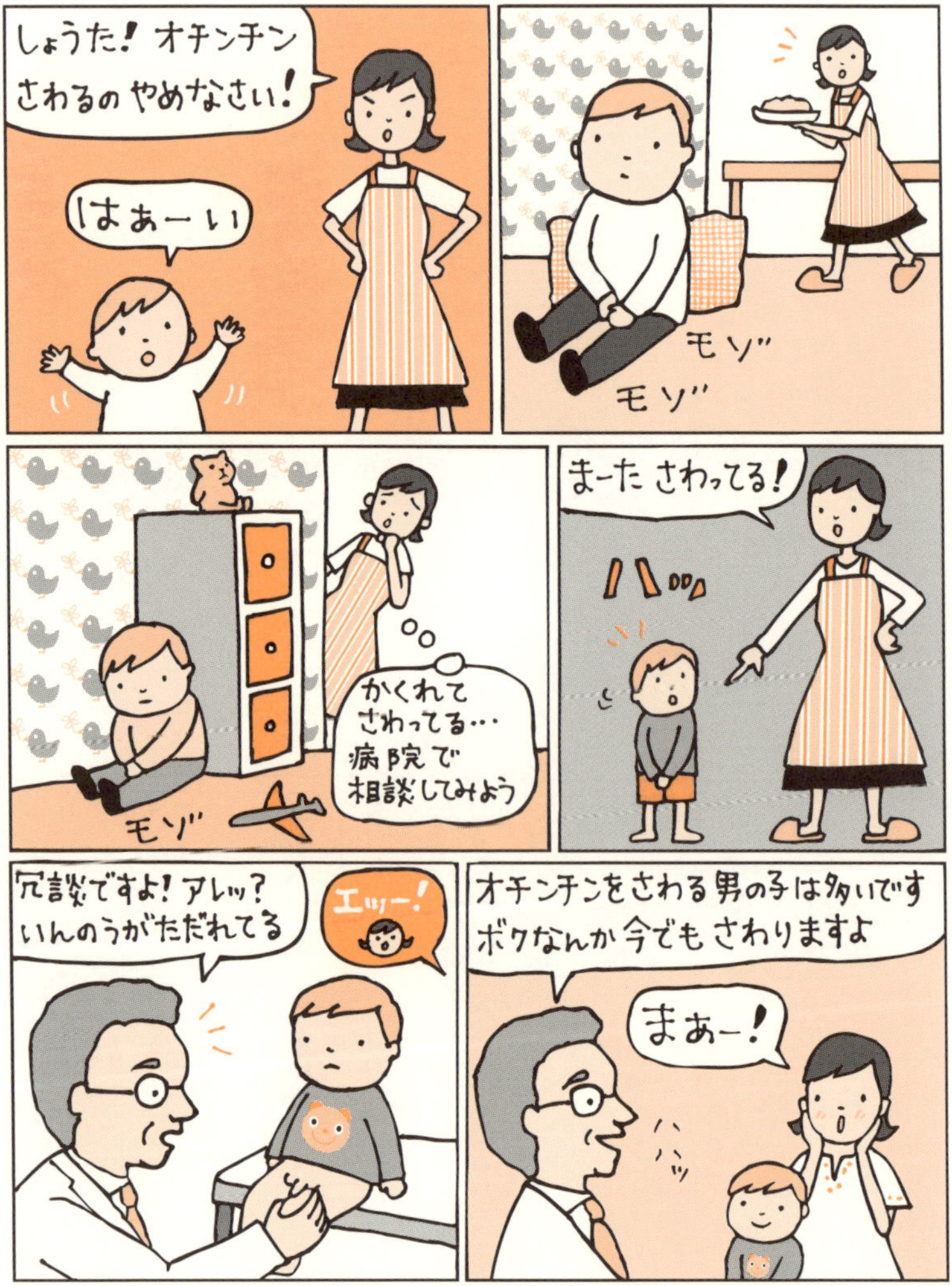
しょうた! オチンチン さわるのやめなさい!
はぁーい
モゾ
モゾ
モゾ
かくれて さわってる… 病院で 相談してみよう
まーた さわってる!
ハッ
冗談ですよ! アレッ? いんのうがただれてる
エッー!
オチンチンをさわる男の子は多いです ボクなんか今でもさわりますよ
まぁー!
ハハッ

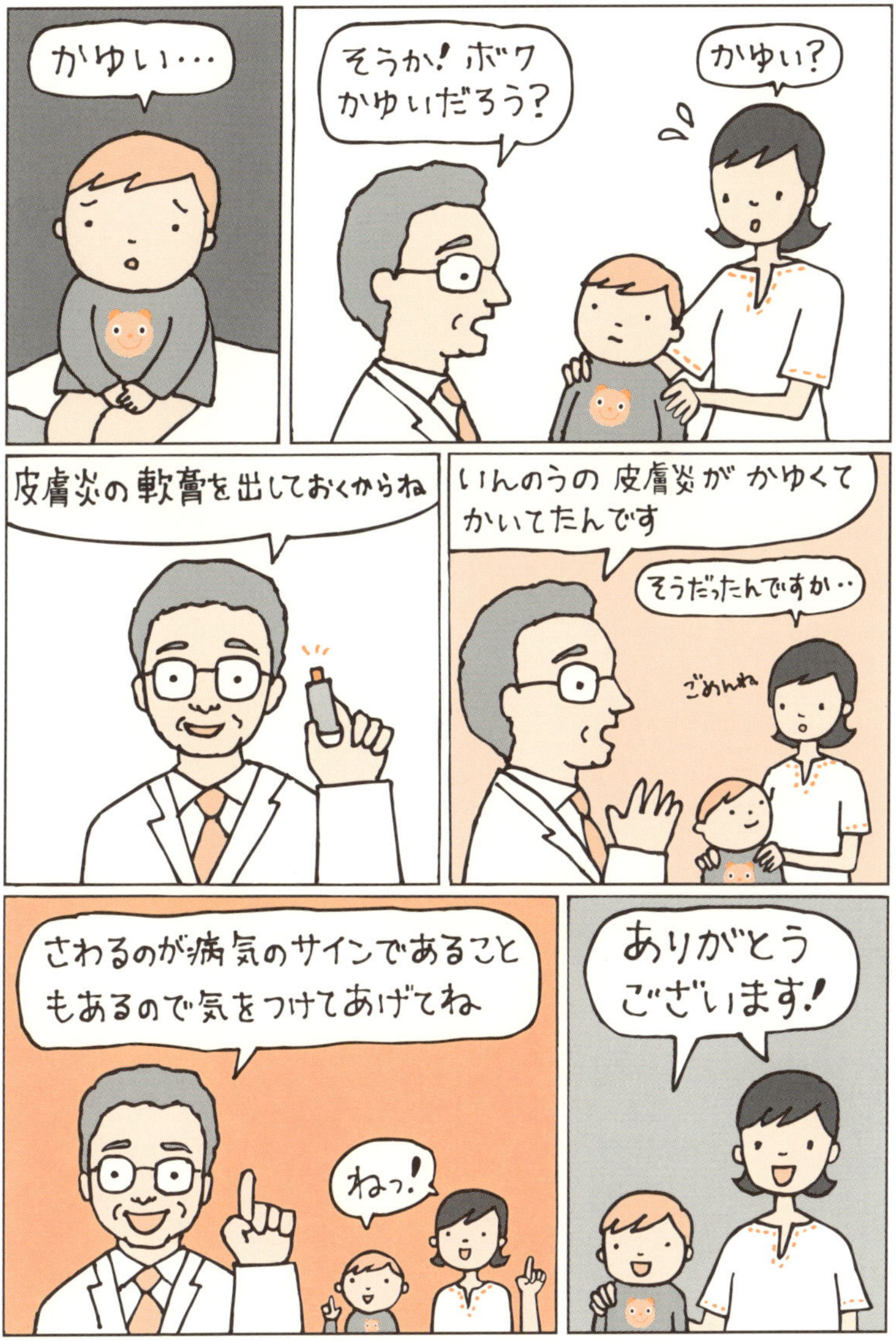
かゆい…
そうか! ボク
かゆいだろう?
かゆい?
皮膚炎の軟膏を出しておくからね
いんのうの 皮膚炎が かゆくて
かいてたんです
そうだったんですか‥
ごめんね
さわるのが病気のサインであること
もあるので気をつけてあげてね
ねっ!
ありがとう
ございます!

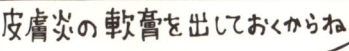

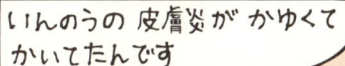

教えて!
オチンチンのこと 4

うじうじ

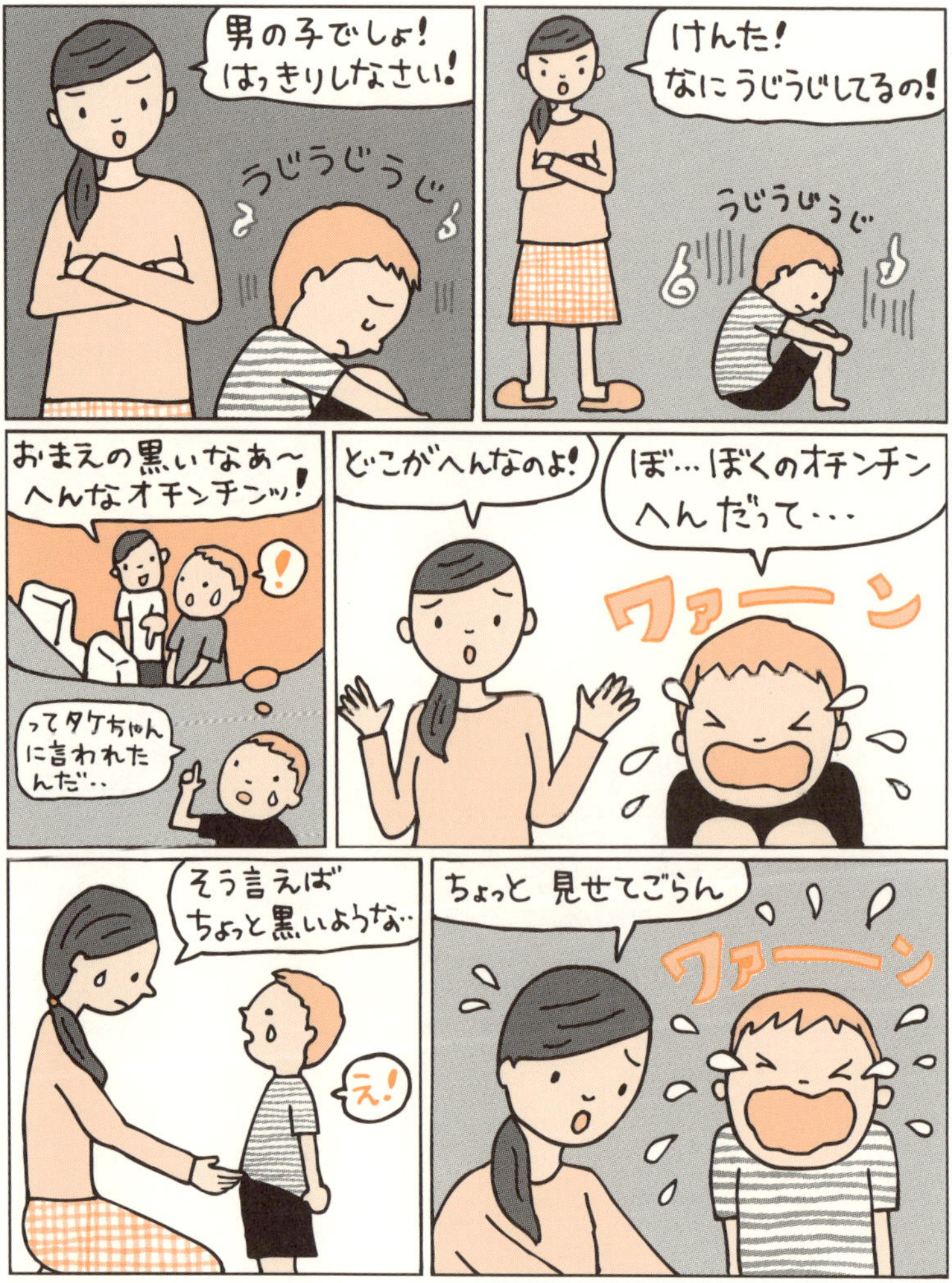
男の子でしょ!
はっきりしなさい!
うじうじうじ
けんた!
なにうじうじしてるの!
うじうじうじ
おまえの黒いなあ〜
へんなオチンチンッ!
!
ってタケちゃん
に言われた
んだ‥
どこがへんなのよ!
ぼ…ぼくのオチンチン
へんだって・・・
ファーン
そう言えば
ちょっと黒いような‥
え!
ちょっと 見せてごらん
ファーーン

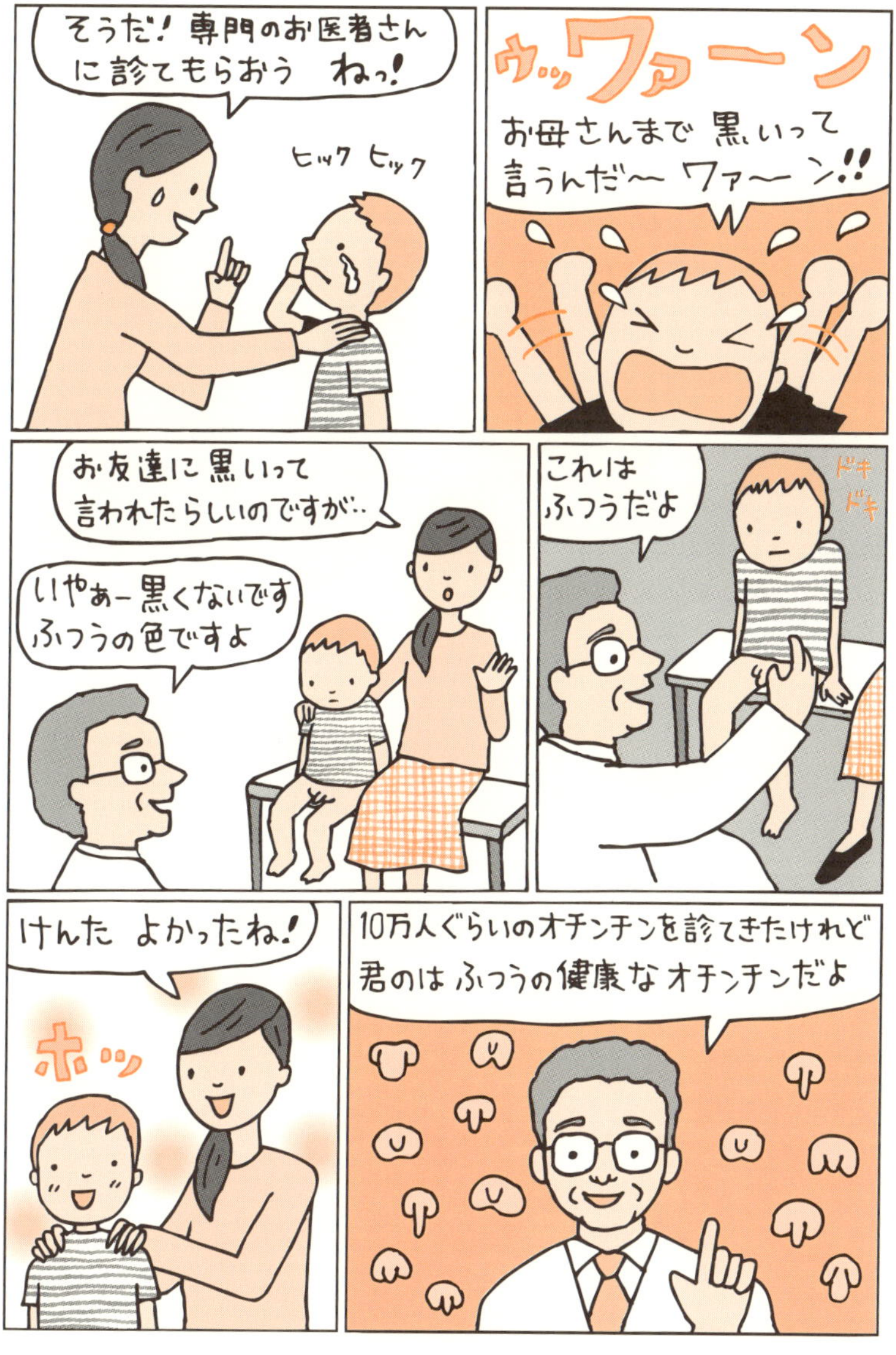
そうだ！専門のお医者さんに診てもらおう　ねっ！
ヒック ヒック
ウッ ワァーン
お母さんまで黒いって言うんだ～ ワァ～ン!!
お友達に黒いって言われたらしいのですが…
いやぁー黒くないです ふつうの色ですよ
これはふつうだよ
ドキドキ
けんた よかったね！
ホッ
10万人ぐらいのオチンチンを診てきたけれど 君のはふつうの健康なオチンチンだよ

昔は痛かった!

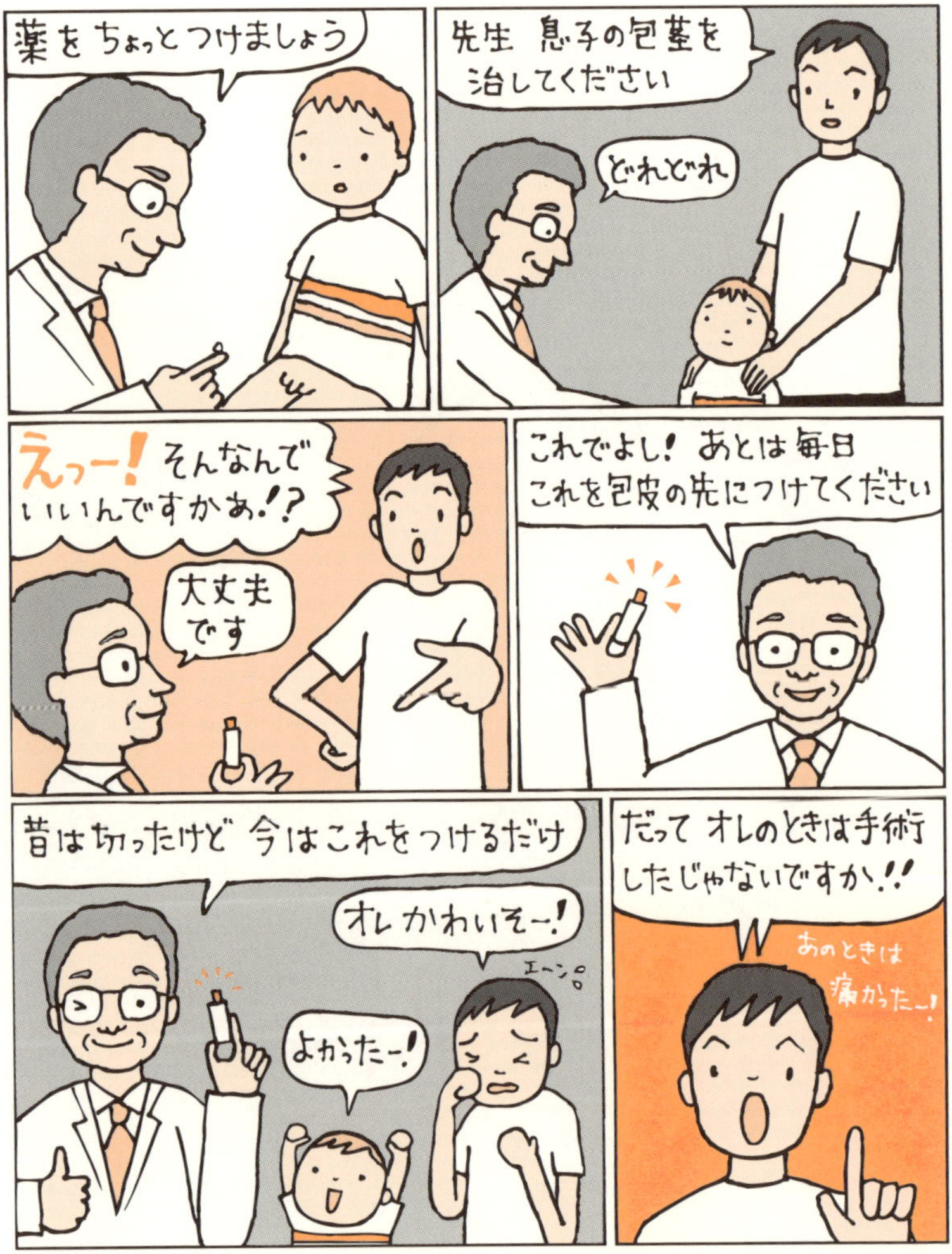
先生 息子の包茎を治してください
どれどれ
薬をちょっとつけましょう
これでよし! あとは毎日これを包皮の先につけてください
えっー! そんなんでいいんですかあ!?
大丈夫です
だって オレのときは手術したじゃないですか!!
あのときは痛かったー!
昔は切ったけど 今はこれをつけるだけ
オレかわいそー!
エーン。
よかったー!

1章

オチンチンの話

オチンチンとタマタマの断面図

私の診察室に子どもを連れてくるお母さん方の中には、オチンチンとタマタマを分けないで、まとめてオチンチンと言う人がよくいます。

「オチンチンが腫《は》れてしまったので診てください」と言うので診てみますと、オチンチンではなくていんのうが腫れている。

まずは正しい名称から始めましょう。

オチンチンというのは、筒状になったペニスの部分を言います。

その下のぶら下がっている袋状のものをいんのう、いんのうの中に入っている二つのタマタマを睾丸《こうがん》と言います。

左図の大まかな構造を頭に入れておいてください。

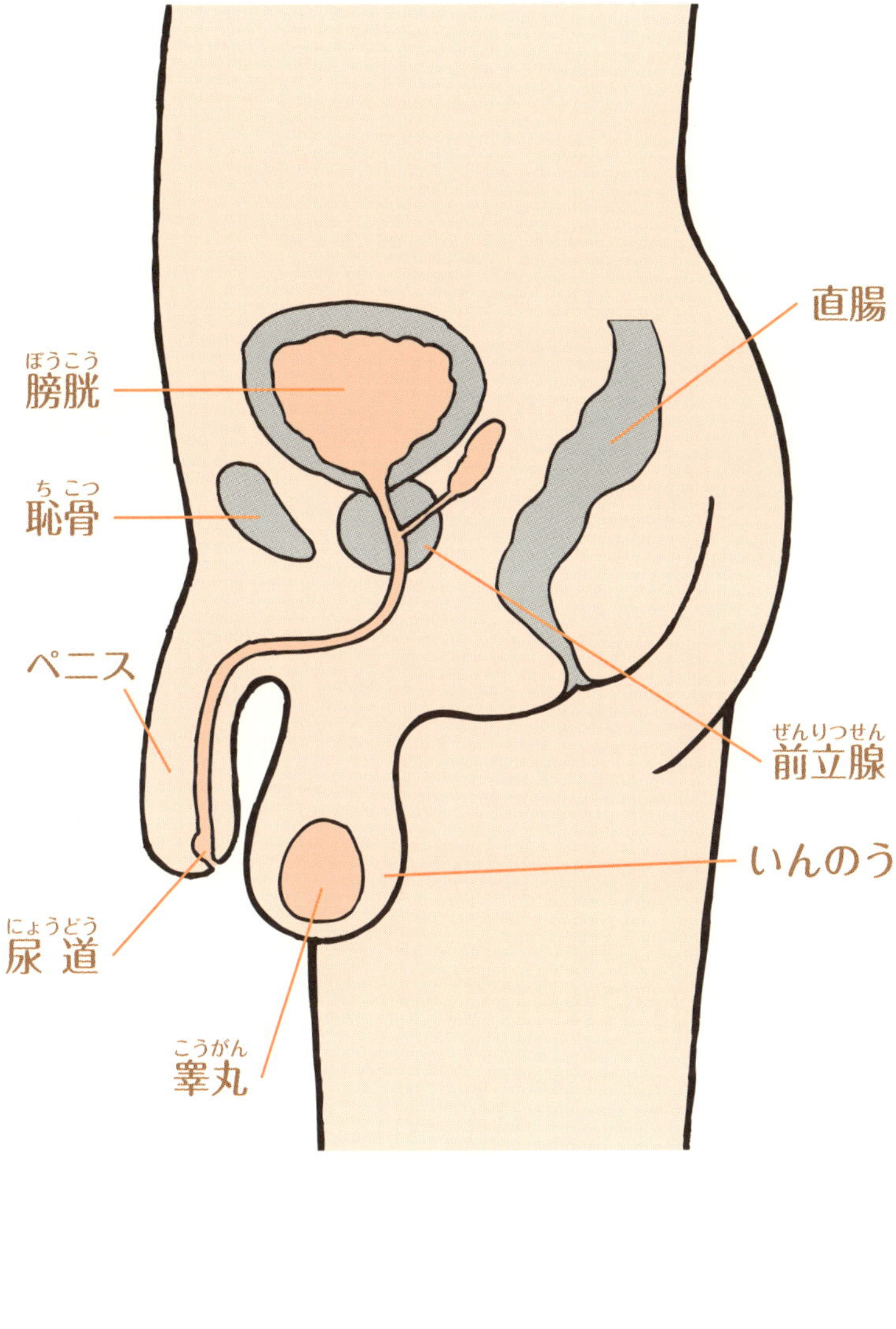
膀胱《ぼうこう》
恥骨《ちこつ》
ペニス
尿道《にょうどう》
睾丸《こうがん》
直腸
前立腺《ぜんりつせん》
いんのう

子どもは皆包茎である

さて、包茎《ほうけい》のことを詳しくお話しするにあたって、最初に知っていてほしいことは、赤ちゃんは包茎で産まれてくるということです。

健全に産まれてくる赤ちゃんが皆包茎であるということは、乳幼児では包茎が正常な姿なのだ、ということです。治さなければならない病的なものでは決してないということです。

子どもは皆包茎である――まずはそれをお伝えしてお母さんに安心していただきたいと思います。

はじめからむき出しでは良くないと神様が考えたから、包皮が亀頭《きとう》を覆《おお》って保護するように作られているのかもしれません。

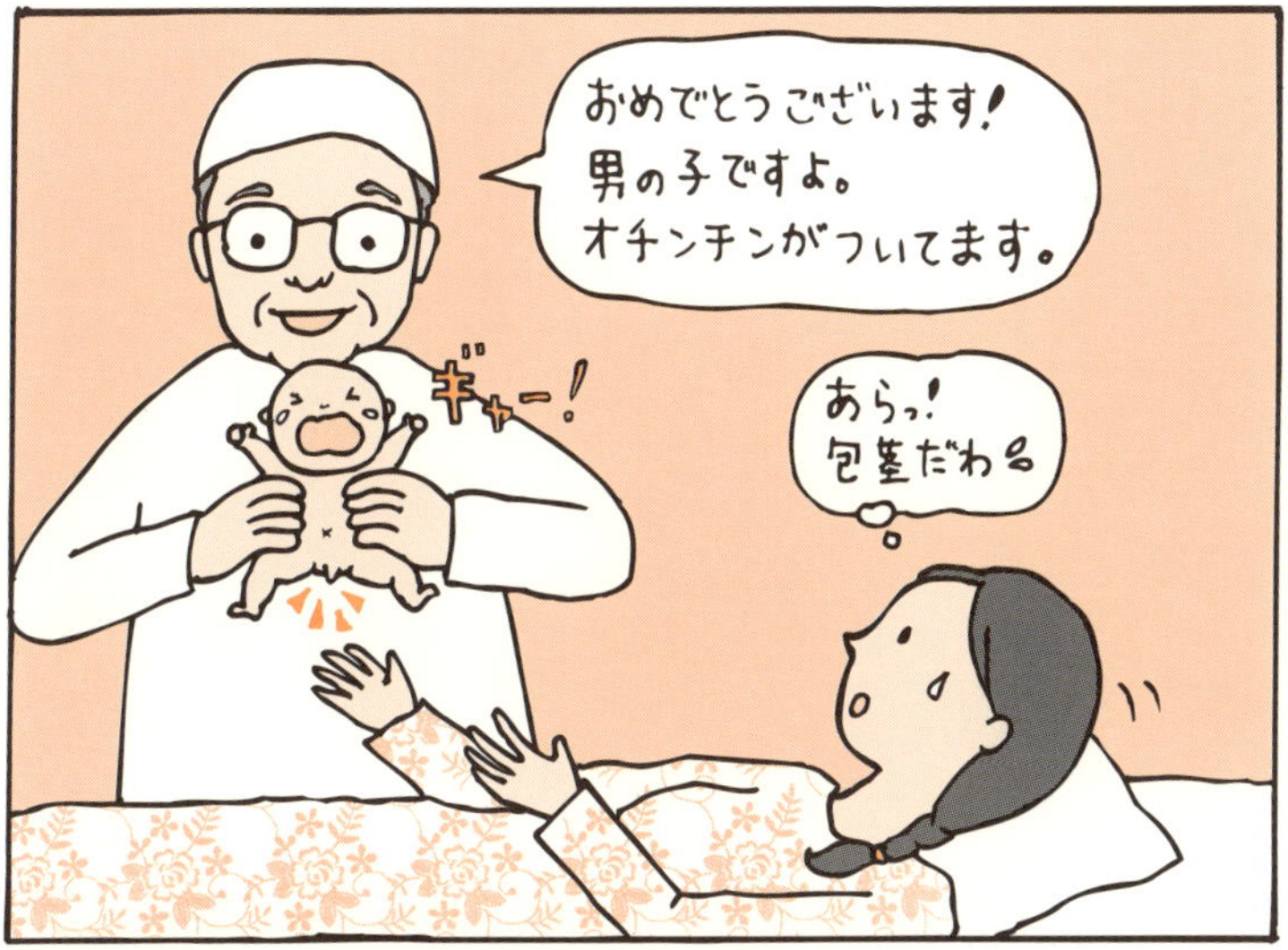
おめでとうございます!
男の子ですよ。
オチンチンがついてます。
ギャー!
あらっ!
包茎だわ

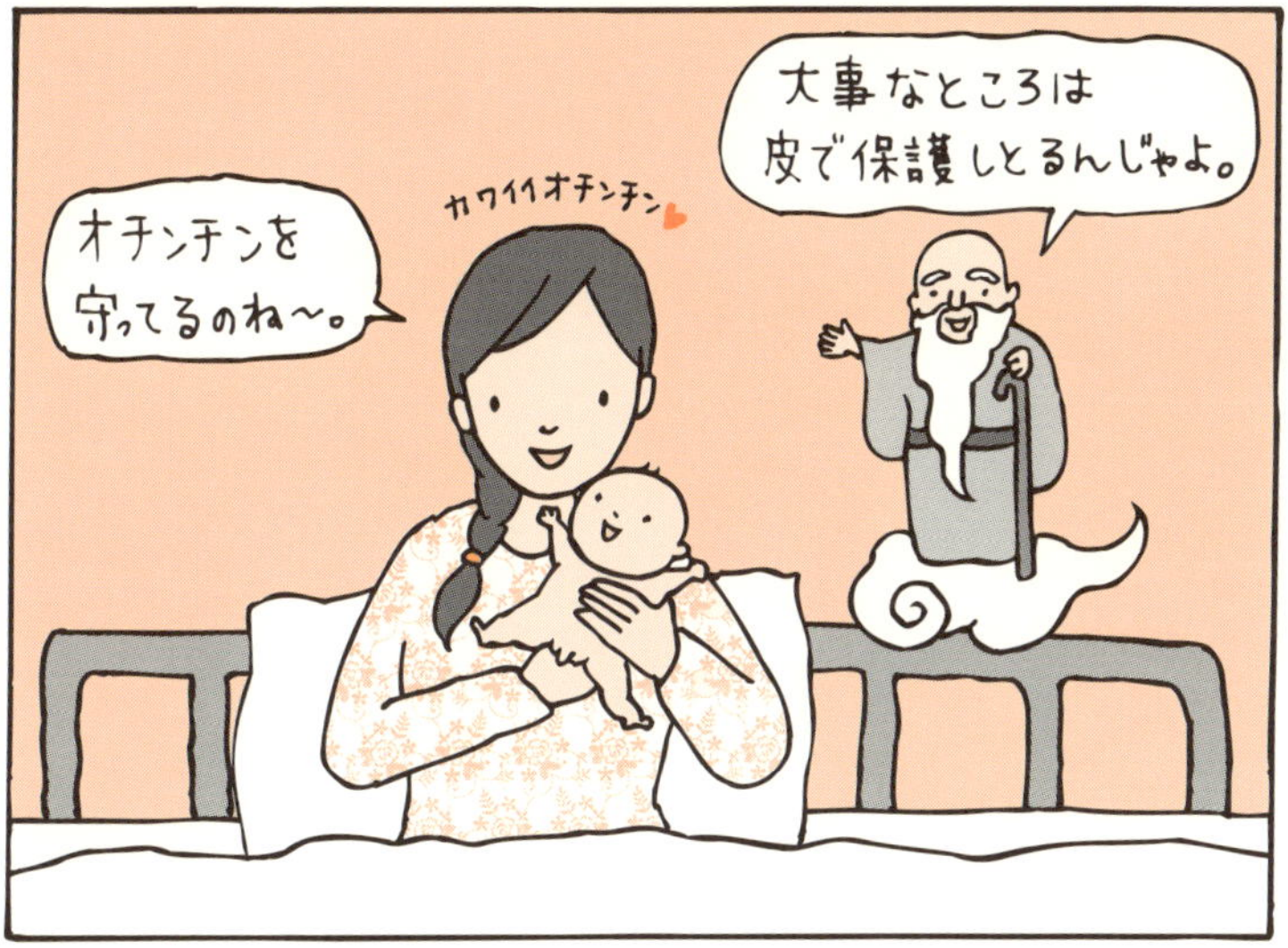
大事なところは
皮で保護しとるんじゃよ。
カワイイオチンチン
オチンチンを
守ってるのね〜。

男の子の悩みのナンバーワン・包茎

思春期を迎えた男の子の悩みのナンバーワンは包茎、お母さんの関心が最も高いのも包茎。

包茎の話になると、

「剥《む》いて洗うといいんだって」

「剥くなんて、痛そう」

「剥こうとしたけど、剥けない」

「うちはなーんにもしてないけど、いいのかしら?」

「イギリスの名家では産まれたらすぐ手術するそうよ」

「恐怖心も恥ずかしさもない小さいうちに手術したほうがいいらしい」

「小さいうちに手術すると、オチンチンがヘンだっていじめられるみたいよ」

「病気じゃないのに手術なんておかしい」と、諸説紛々。

そこに、「そんなもん、ほっとけばいいよ」というお父さんの声が混じって、お母さんとしては迷うばかりです。

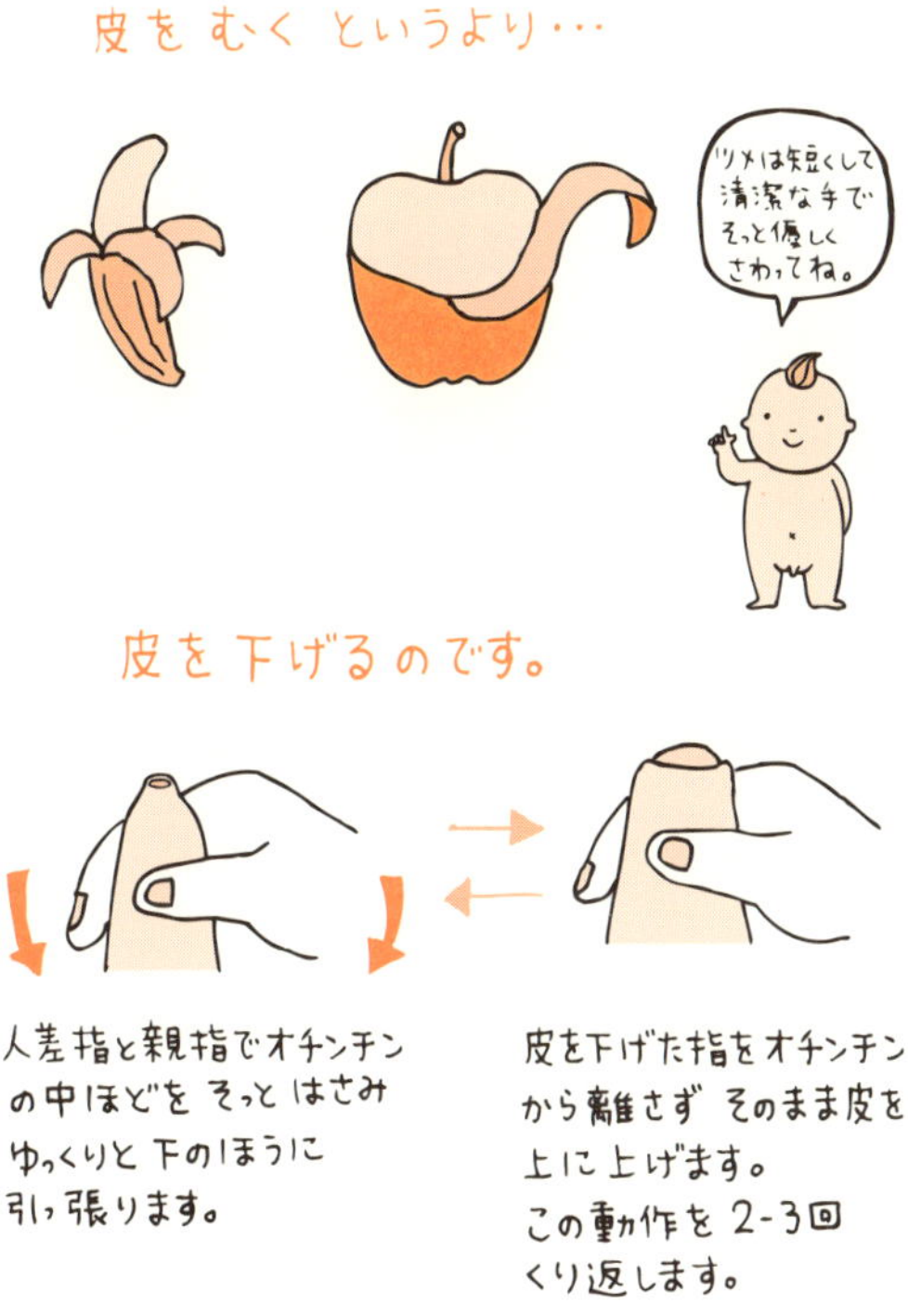
皮をむく というより…

ツメは短くして 清潔な手で そっと優しく さわってね。

皮を下げるのです。

人差指と親指でオチンチンの中ほどを そっと はさみ ゆっくりと 下のほうに 引っ張ります。

皮を下げた指をオチンチンから離さず そのまま皮を 上に上げます。 この動作を 2-3回 くり返します。

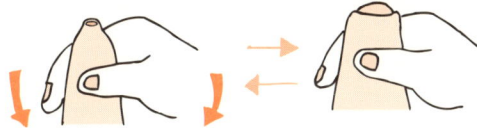

私の包茎治療は百八十度変わりました

泌《ひ》尿《にょう》器《き》科《か》の専門医である私のところには、保健所の３ヶ月健診、１歳６ヶ月健診、３歳児健診の折に発見された包茎の子どもたちが大勢紹介されてきます。

子どもの包茎に関しては泌尿器科の専門医の間でもいろいろな意見の方がおられます。

小さなうちに、何も分からないときに包茎の手術をしておくべきだという先生もおられます。亀頭の癒《ゆ》着《ちゃく》も早いうちにはがしておくのが良いとお考えの先生もいます。

かく言う私自身、20年前までは子どもに包茎の手術を勧めていましたが、今は子どもに包茎の手術はしていません。

また、以前お母さん向けの育児書も数冊書きましたが、どれも早くに処置をすべきだと書きました。

先日も包茎の子を連れてこられたお母さんから、「先生の書かれた本を図書館で読み、早く手術をしたほうが良いとありましたので、連れてきました」と言われました。

そこで私は、今は子どもに包茎の手術をする必要がないと考えていることをお話ししましたが、当時と現在とであまりに異なる意見を言われ、お母さんはかなり驚いておられました。本当に悪いことをいたしました。

医学は日進月歩。そうした医療の側の変化がお母さん方の戸惑いを大きくしているという面もあるのでしょう。

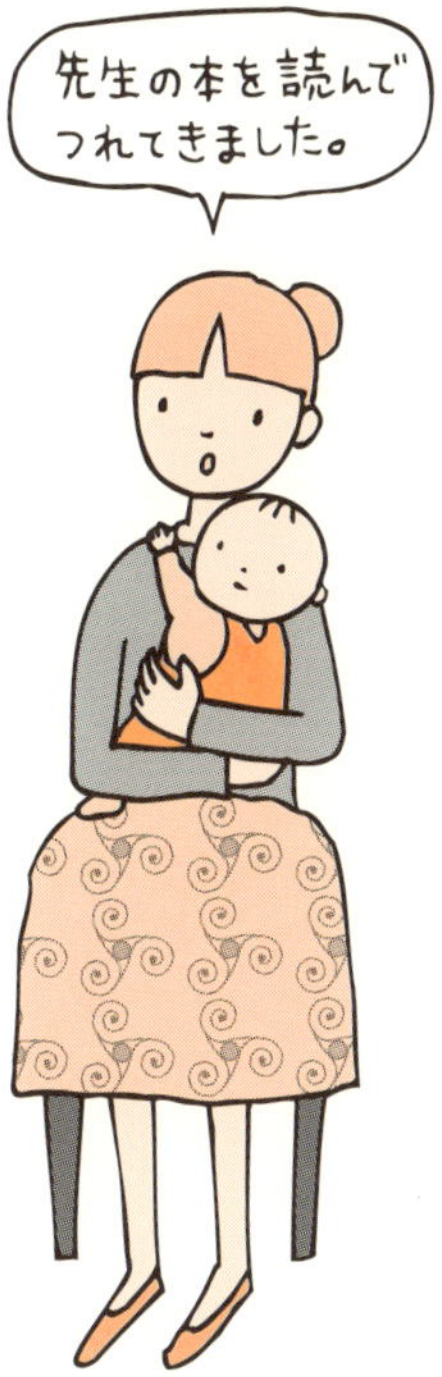

先日、お父さんが小学2年生の息子を連れて、診察室に入ってきました。

「息子の包茎を治してほしい」と言うので、私はその子のオチンチンを診察して、オチンチンの皮の先にちょっと軟膏《なんこう》をつけました。

「これを毎日ちょっとだけ包皮《ほうひ》の先につけて包皮を下げていれば、亀頭が出るようになるからね」と言ったら、そのお父さんは「えーっ、そんなんでいいんですか！ オレのときは、先生、痛い手術したじゃないですか！」と怒ったんです。

私はまったく忘れていましたが、そのお父さんは20年ほど前に私に手術されたことを、覚えていたのです。まあ、痛い目にあったのだから、覚えているのは当然ですが……。

それで、今度も、前回の手術の手際のよさが忘れられず（?）、手術覚悟で、遠路はるばる息子を連れてやってきたというわけです。

そのお父さんには、この20年間に治療法や考え方が進化したことを話して、分かってもらいました。

しばらくたってから、お父さんがこの子を連れてきたので診たら、皮がかなりやわらかくなっていて、手で下げると亀頭が少し出るようになっていました。お父さんは「いいなぁ、この薬は……」と言ってうらやましがっていました。

このように医療現場でも包茎の処置が正反対と言っていいほど大きく変わったのですから、お母さんたちが戸惑うのは無理もありません。

そこで本書では、お母さんたちが迷わなくてもいいように、家庭での最新の標準的な包茎対処法を、いくつかのケースに分けて、分かりやすく述べることにします。

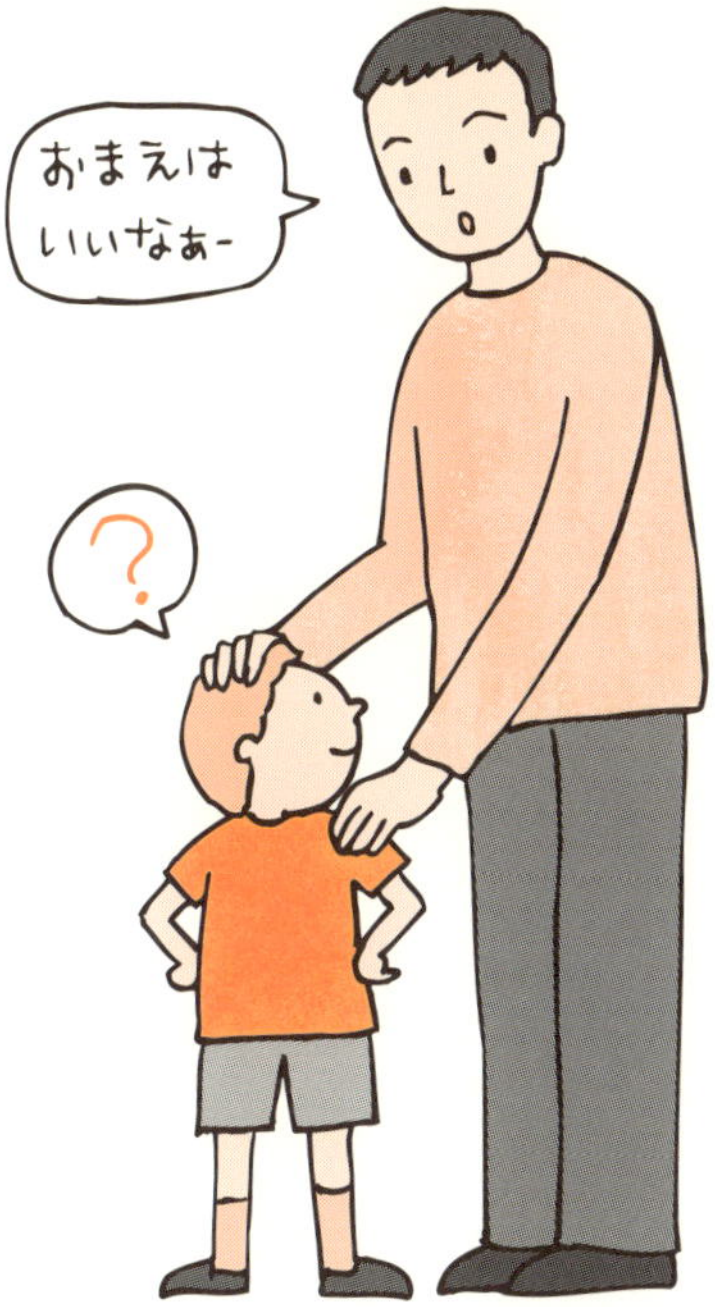

包茎にもいろいろある

包茎と一口に言っても、子どもたちそれぞれの顔かたちが違うように、包茎の形や程度がみな違います。

さらに、オチンチンは思春期に大変身をとげ、もうお母さんが見ることはできないでしょうが別物のようになりますので、包茎の問題も思春期以前と思春期以後に分けて考えたほうがいいでしょう。

包茎の問題がお母さんたちの頭の中でこんがらかるのは、いろいろな包茎を一からげにして論じてしまうからでもあります。

包茎には、大きく分けて、真性《しんせい》包茎と仮性《かせい》包茎の2種類があります。

さて、あなたのお子さんはどちらでしょうか？

真性包茎

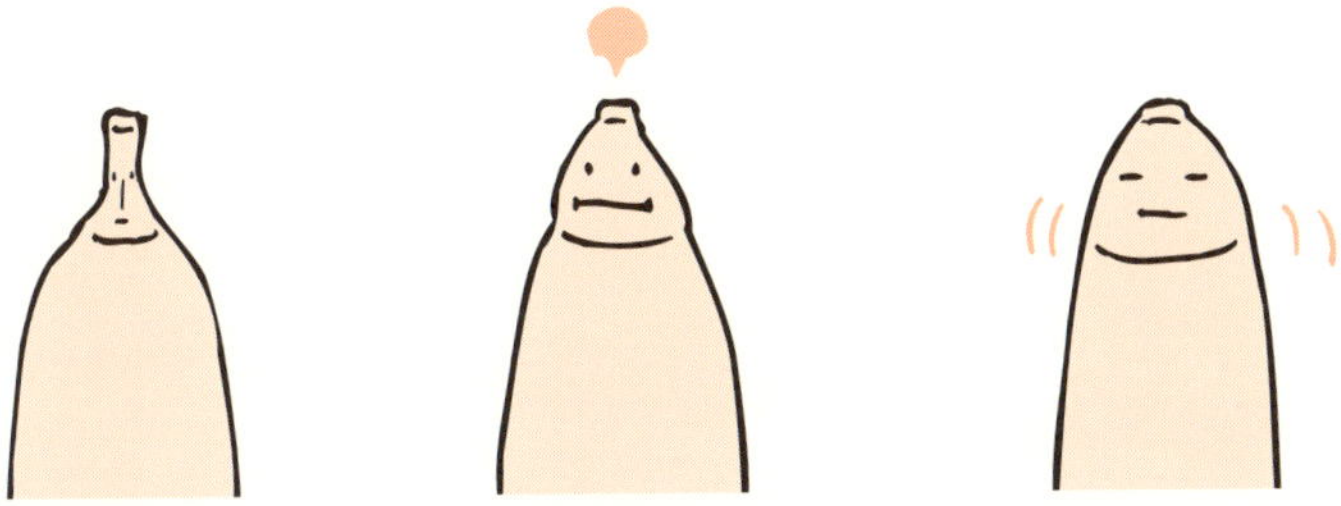

皮が長くのびて とっくりのような形になる。

皮の口が小さくて出せない。

皮を下げられず亀頭を出せない。

仮性包茎

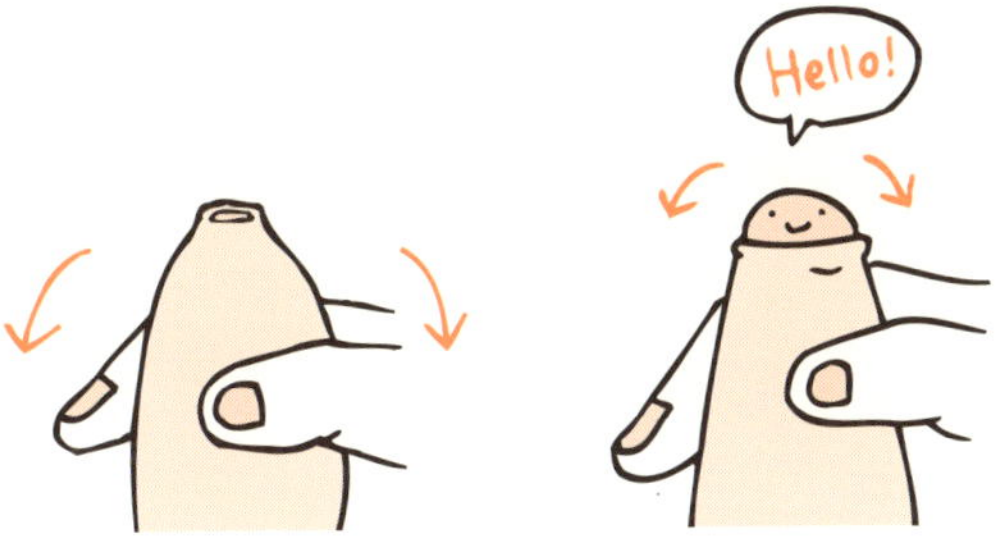
Hello!

手で下げれば 亀頭が少し出るものもあるが出ないものもある。

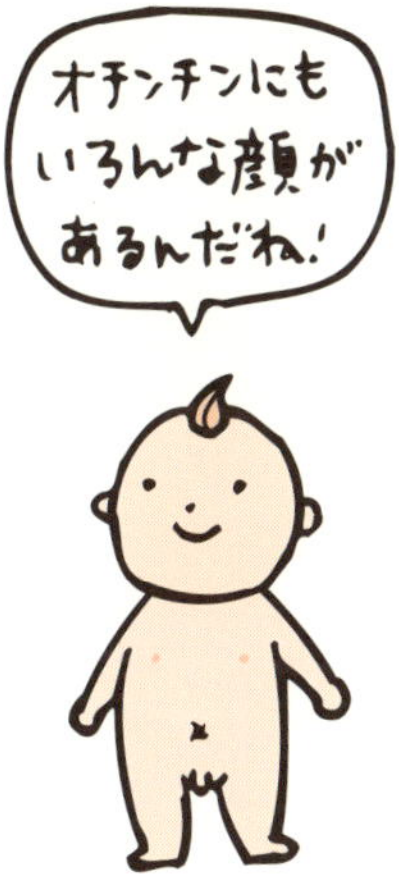
オチンチンにもいろんな顔があるんだね!

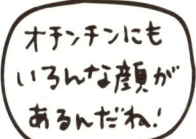

思春期以前の真性包茎

オチンチンの包皮の口が小さすぎて亀頭が出せない、あるいは包皮が長くて狭く、包皮を下げようとしても下げられず亀頭が出せないものを真性包茎と言います。

「うちの子は真性だわ！　どうしよう？」などとあわてないでください。

乳幼児期の真性包茎はごく普通のことです。

思春期以前（だいたい小学校４年生頃まで）の真性包茎と思春期以後の真性包茎とでは、その意味がまったく違うのです。（ここで注意をしたいのは、オチンチンを始めとした体の発育は、その子その子によって随分違うということです。私のところに来る男の子たちを見ても、同じ小学校６年生なのに、まだまだ幼い体の子もいれば、もう一人前の男性の体つきの子もいます。ですから、本書に書い

た子どもの年齢は、あくまでもおおよその目安とお考えください）

簡単に言うと、思春期以前の真性包茎は手術しないで、薬で治ることが多く、私もそれをお勧めしているのですが、思春期以後の真性包茎は手術で治す必要があるのです。思春期以前のオチンチンは薬で包皮をやわらかくして、下げれば少し亀頭が出せるようにしておけば、思春期に中のオチンチンが成長して大きくなることで、亀頭が包皮から出てくるようになるのですが、成長が終わって組織が完成した思春期以後のオチンチンだと、そのような効果が望めないからです。

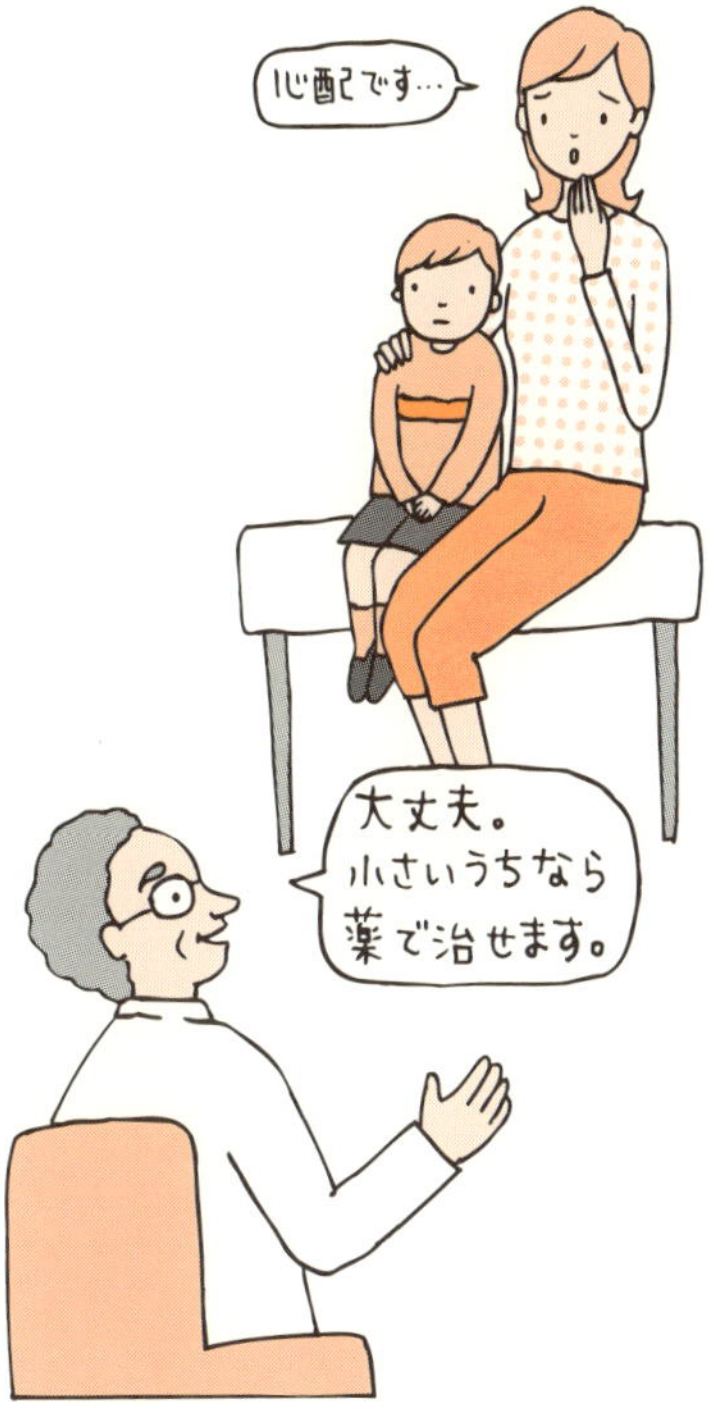
心配です…
大丈夫。
小さいうちなら
薬で治せます。

包皮口《ほうひこう》に小さな穴がポツンと開いているだけで、そこから細いおしっこがやっと出るというような場合でも、小さな穴に薬をつけて1ヶ月もすると、亀頭が半分くらい出て、お母さんがびっくりする。そこからはたいてい癒着しているから、何年もかけて癒着の取れるのを待てばいいのです。

包皮口が狭いだけでなく、余分な包皮が狭くて長い、いわゆるとっくり型の真性包茎はなかなか治すのが難しくて、場合によっては外科的手術が必要になる子もいますが、その数は少ないですね。今私が診ていて、これは治しにくそうだなと思った子が二人いますが、薬をつけ始めて3ヶ月で、なんのことはない普通に出るようになって、あと一息というところまできています。よけいな心配でした。

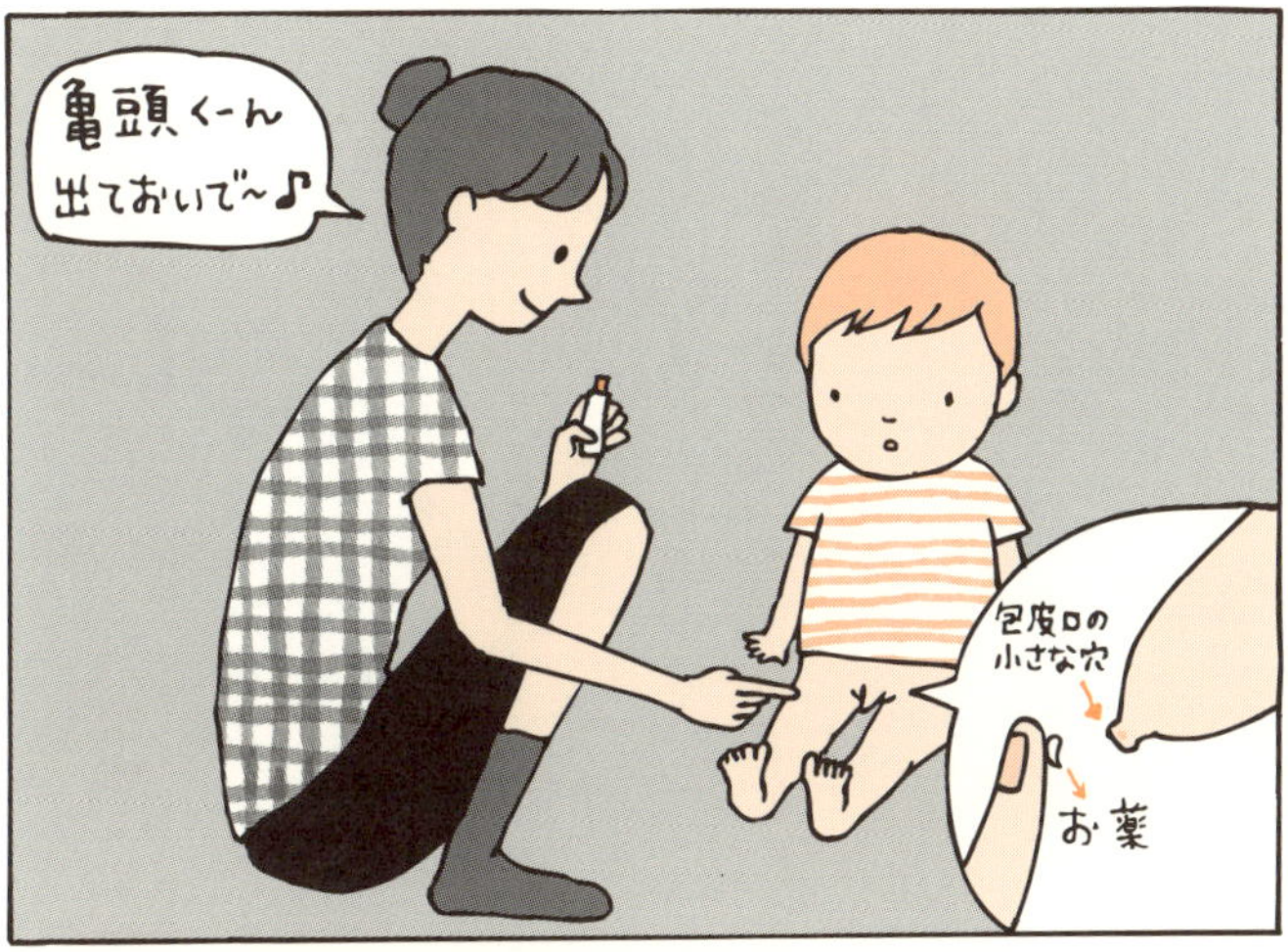
亀頭くーん
出ておいで～♪
包皮口の
小さな穴
お薬

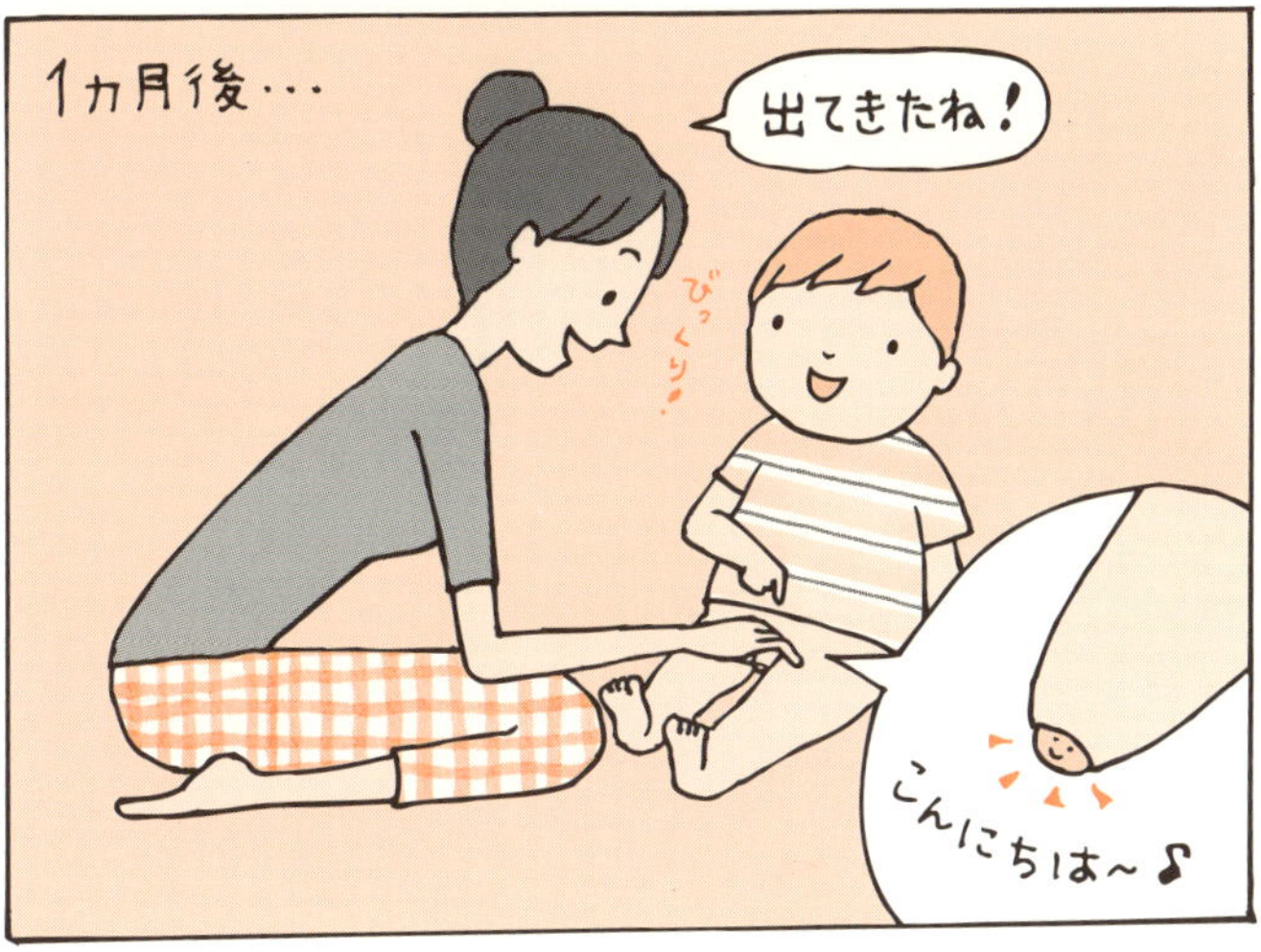
1カ月後…
出てきたね！
びっくり！
こんにちは～♪

思春期以後の真性包茎

包皮の口が狭くて亀頭を露出できない状態を真性包茎と言います。思春期以前の真性包茎を放置しておくと、真性包茎のまま、大人になることになり、これは良くありません。亀頭と包皮の隙間に分泌物がたまり、不潔になります。また、いつも包皮に覆われているために、亀頭の発育が悪く、また亀頭の粘膜も刺激に対して過敏になっています。いずれも性交のときに良いことではありません。

ただ、私はここ矢島外科泌尿器科医院で長年大人のオチンチンを診てきましたが、性交に差し支えるようなオチンチンは一つも診たことがありません。そんな経験から私は、包茎のことは、基本的に「母なる自然」におまかせしていれば大丈夫だ、と考えています。

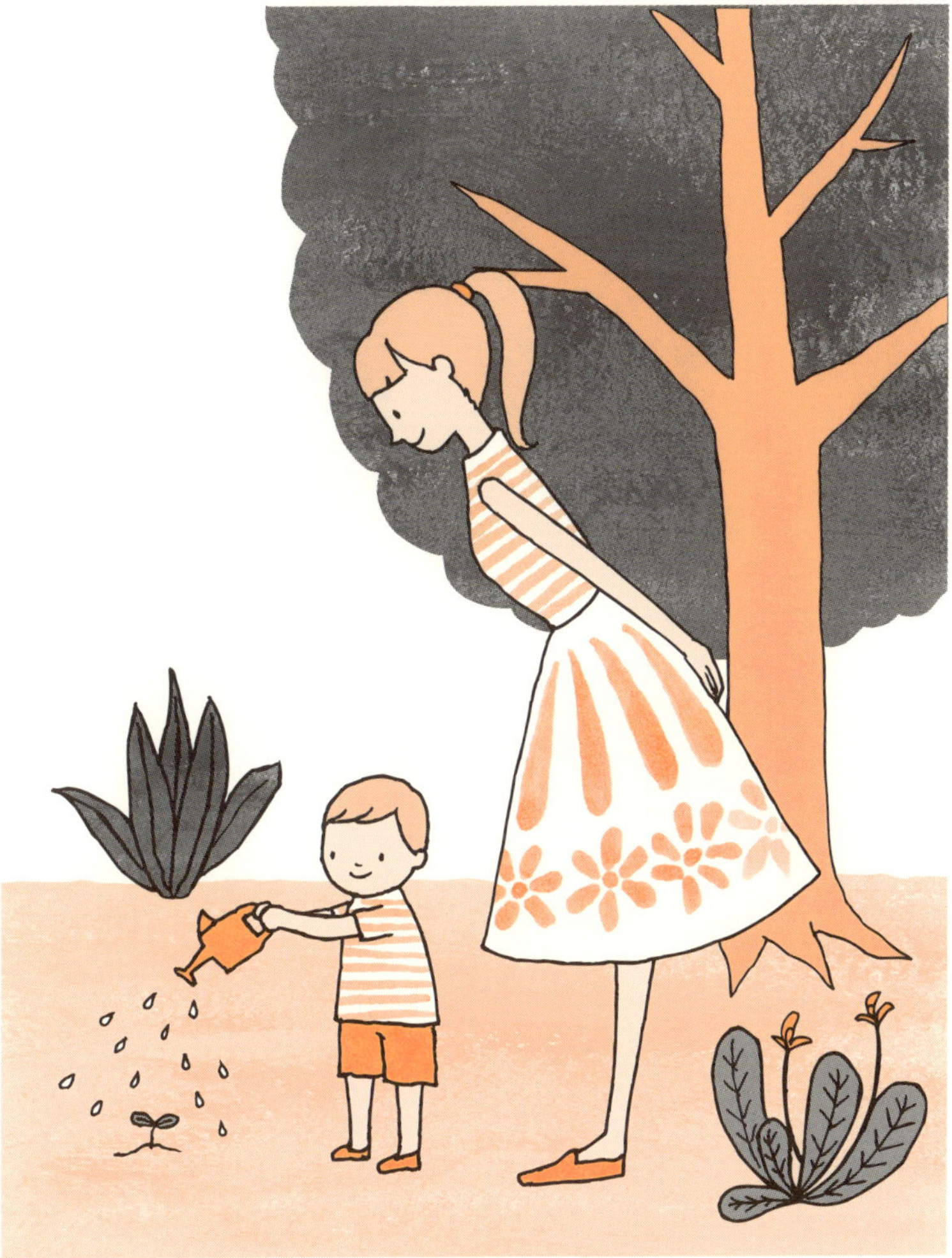

思春期以前の仮性包茎

オチンチンの包皮を手で下げると、少しでも亀頭が出るとか、出そうな気配がある、あるいは今出なくてもお風呂などで下げているうちに出るようになるものを仮性包茎と言います。乳幼児の多くがこの仮性包茎です。

この場合は、お風呂で体を洗ってやるついでにオチンチンも皮を下げて、中をシャワーで洗い流すようにするといいでしょう。ただし、決して無理に下げないこと。痛がるようなことは決してしないで、あくまでもやさしく、ソフトに扱ってください。デリケートな部分ですからね。

どうも亀頭が出そうにないとか、出しにくいという場合は一度泌尿器科で受診してお薬の軟膏を出してもらってください。それを包皮の先の部分につけていると包皮がやわらかくなり下げられるようになります。薬で治すのは小学校５、６

年生ぐらいが限度でしょう。

　こうしておくと、思春期に男性ホルモンの働きでオチンチンが大きくなって、皮から亀頭が出せるようになるのです。

　これは、お母さんにはちょっと分かりにくいかもしれませんが、オチンチンが包皮という服を着ているとイメージすると分かりやすいでしょう。思春期になって中のオチンチンが大きくなると、包皮という服の丈が合わなくなって、亀頭が外へ出てくるというわけです。

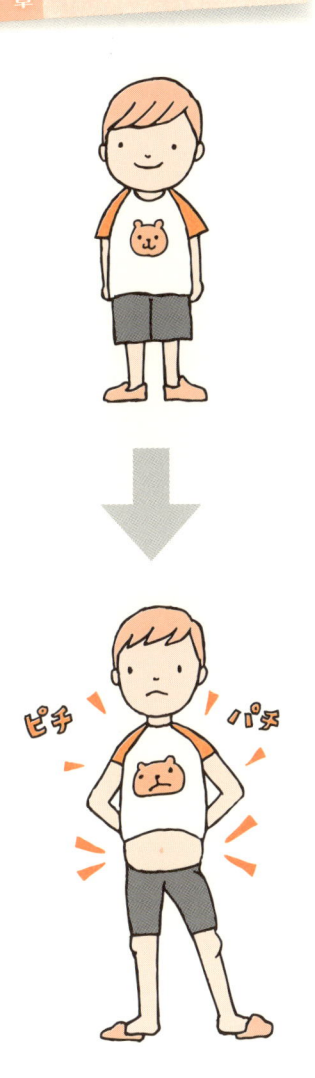

1

早期の包茎手術はやめよう

「怖がらない、恥ずかしがらない1、2歳児の頃に包茎の手術をしたほうがいい」という説がお母さんたちの間でささやかれているという話を聞きました。困ったことです。

何も分からないこの年齢の子どもに手術をするとなると全身麻酔です。心臓の病気なら、全身麻酔の危険を冒しても手術をしなければならない場合がありますが、病気でもないオチンチンの皮を剥くために全身麻酔をするなんてナンセンスです。

そんなムリなことをしなくても、現に薬をつけるだけで皮が剥けてくるんですから。しかも、幼児の包皮は亀頭を保護する意味もあるんです。

column

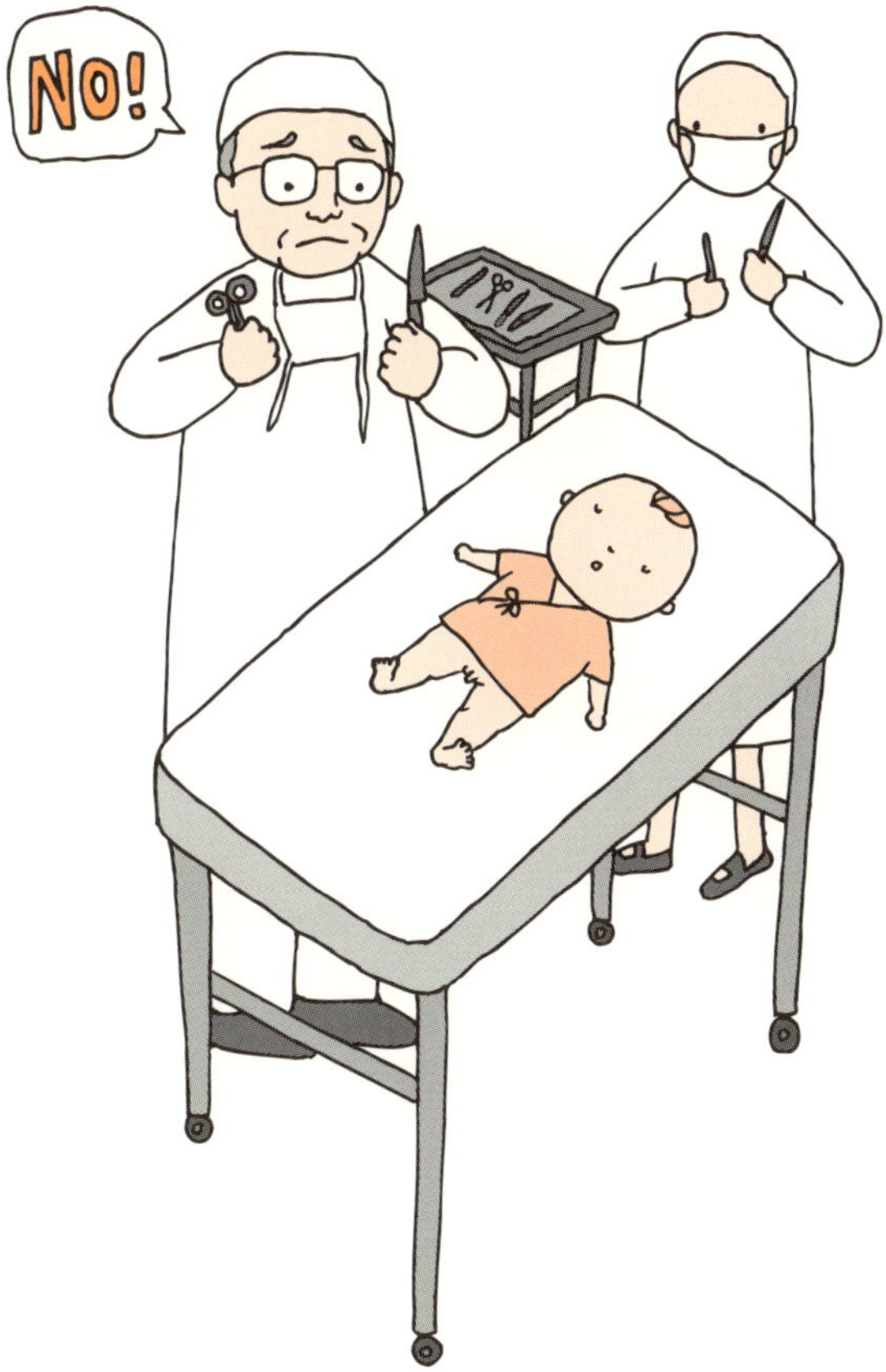

思春期以後の仮性包茎

普段は包皮が亀頭を覆っていても、勃起をしたり手で下げてやったりすれば亀頭を露出できる状態を、仮性包茎と言います。

美術館などで男性の裸体の彫刻を見ると、古代のものはほとんど包茎です。ルネッサンス期の巨匠ミケランジェロの絵や彫刻の男性も皆そろって包茎です。比較的新しい彫刻に亀頭が出ているものを見ることができます。

今日も亀頭の皮が赤くただれた大人の患者さんが二人来ました。別に悪い性病などではなくて亀頭包皮炎《きとうほうひえん》でした。そして二人とも仮性包茎なのです。亀頭と包皮の間に恥垢《ちこう》がたまり、そこに細菌が入り込み、暑さで蒸れて細菌が増殖したというわけです。大人の仮性包茎は、いつも清潔にしていないと、こういうトラブルに見舞われることがあるのです。

思春期以後の仮性包茎を治すには手術が必要です。

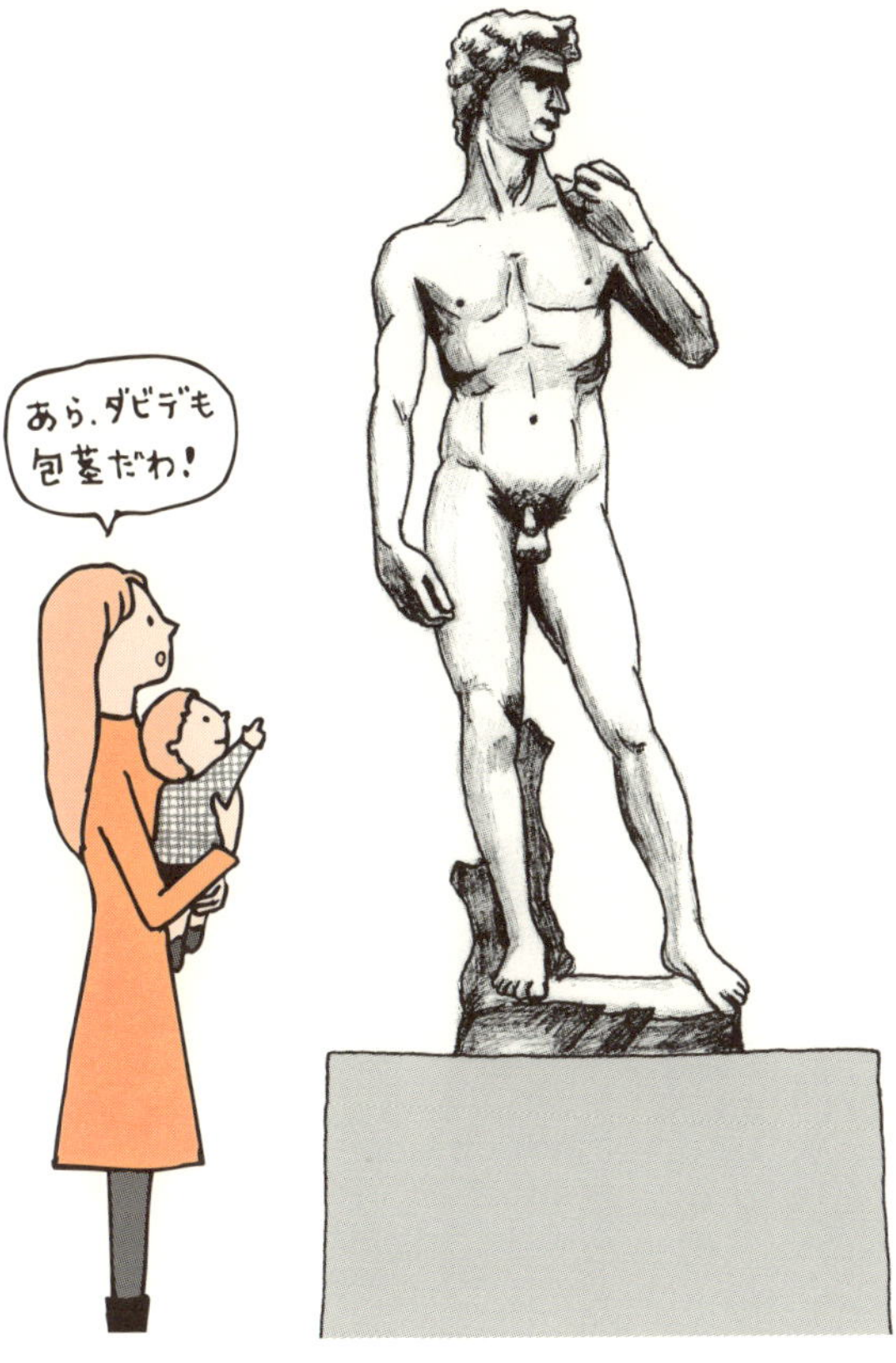

2

悪質な包茎手術に気をつけて

今、東京都の消費者被害救済センターから頼まれて、包茎手術で被害にあったケースの相談にのっているんですが、高校生が町の形成外科で包茎手術を受けて318万円も取られてしまった。普通は10万円ぐらいの手術ですよ。おまけに包皮を切りすぎていて、勃起したら包皮が突っ張ってしまう。

この子は自分のオチンチンのことが分かっていないから、向こうの言いなりになってしまった。こういう被害にあわないためにも、幼児期に自分でオチンチンのケアをできるようにしてあげるといいですね。

それと、包茎は泌尿器科の医者に診てもらうものなのですが、それを知らない人が多いようです。

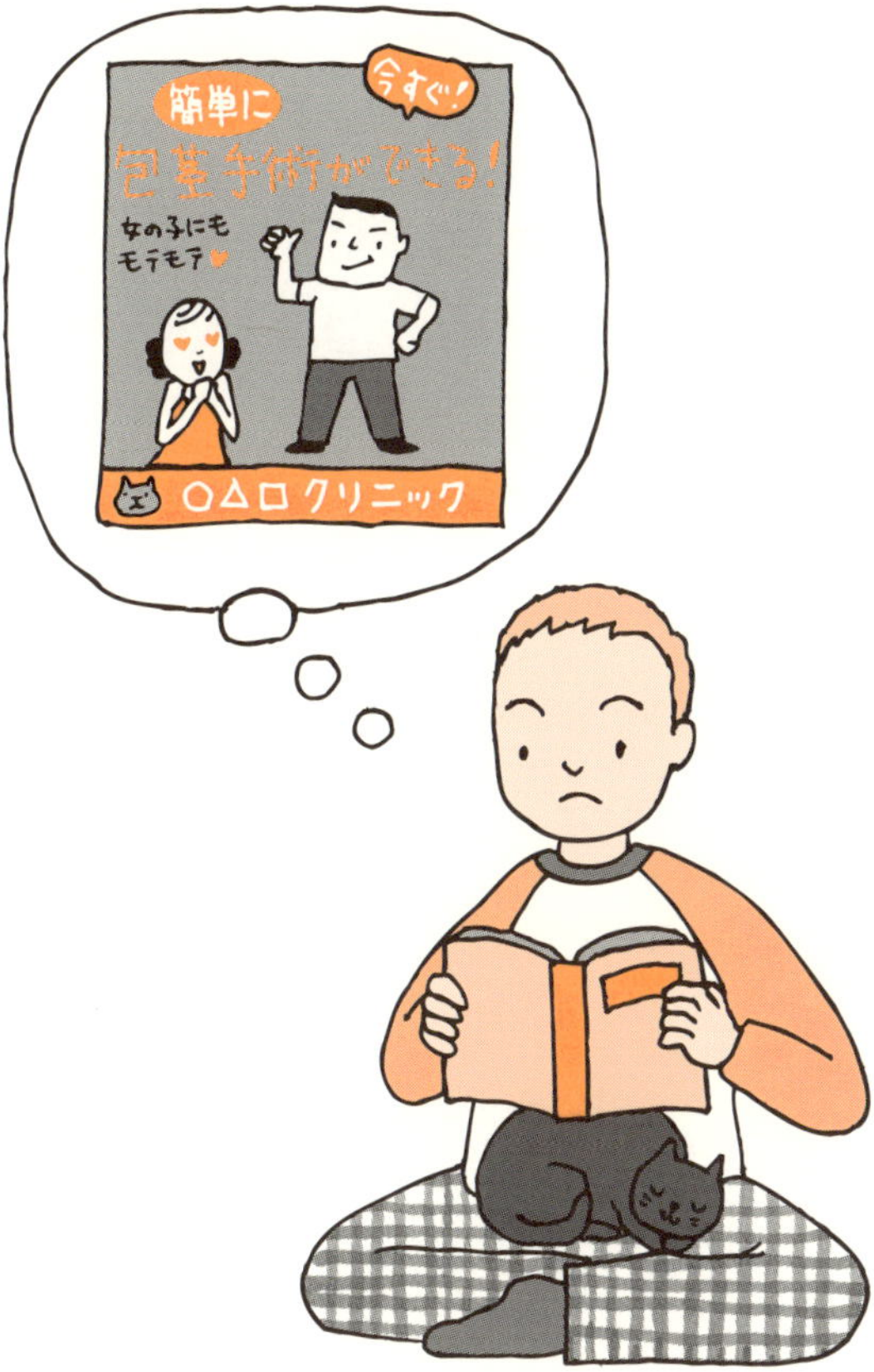
簡単に
今すぐ!
包茎手術ができる!
女の子にもモテモテ♥
○△□クリニック

包皮口が小さすぎるケース

乳幼児のオチンチンは皆包茎です。包皮を手で下げても、ほとんどの子が亀頭を出すことができません。

私の診療所には、保健所の3歳児検診で発見されて、この状態の子が紹介されてきます。包皮を手で下げられる子もまれにいますが、その場合でもせいぜい半分も出せればいいほうです。包皮口が狭くて、奥のほうに亀頭の一部が見える状態の子が9割です。なかには包皮口が極めて小さく、どこに穴があるのか分からないほどのことがあります。

このような子では、おしっこをするとき、オチンチンの先端が風船のようにふくらんで、まるで糸のような細いおしっこをします。小さな穴からおしっこを押し出すわけですから、当然ですが力みます。大便のときの力みは当たり前ですが、おしっこのときの力みは問題です。

おしっこをためておく膀胱の力みの圧力は、尿管を通って腎臓に達します。長い期間の力みは、腎臓に悪い影響を与えます。せっかく五体満足に生まれたのに、オチンチンの皮の穴が小さかっただけで、腎臓の不調で一生悩むことになります。

この場合は包茎を治す前に、まず包皮の口を広げる必要があります。泌尿器科で包皮の口を広げる薬を処方してもらってください。

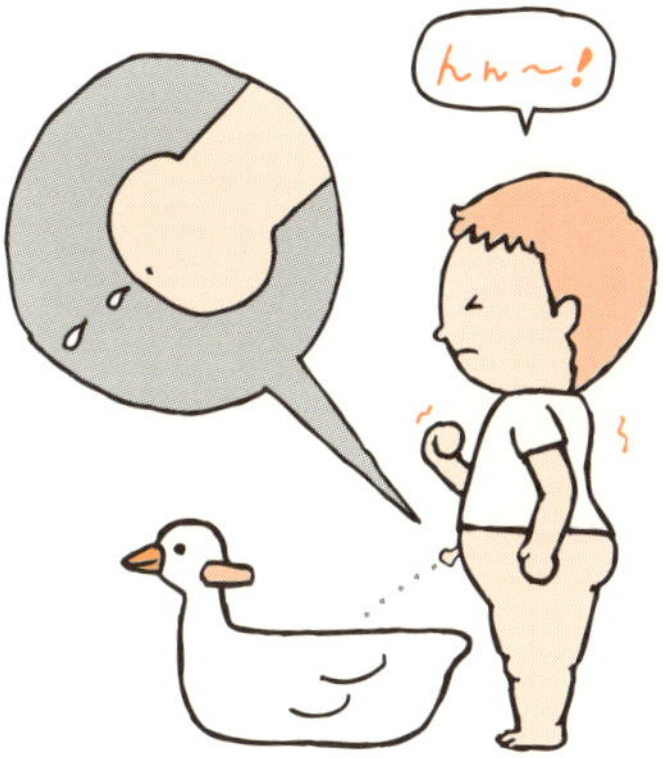

ピンホールみたいに小さな穴しか開いてなくて、「よくこんなちっちゃな穴からおしっこが出てくるね」と言っていた子が、何ヶ月かお薬をつけるだけで亀頭が出てきたりすると、私は大感激です。以前は引き裂いて開けていたんですから。それが、軟膏をつけるだけで、1ヶ月後にはもう広がっていて、3ヶ月目でちゃんと亀頭が出るなんて、以前なら信じられないことです。

ところがお母さんはあんまり感激しない。当たり前のような顔をしている。もっと喜んでくれてもいいのに……。

そして、安心しちゃって、薬をつけるのをやめてしまう。そうすると包皮口がまた狭くなる子が出てくる。亀頭が出るようになっても、週に1、2回は軟膏をつけたほうがいいのです。

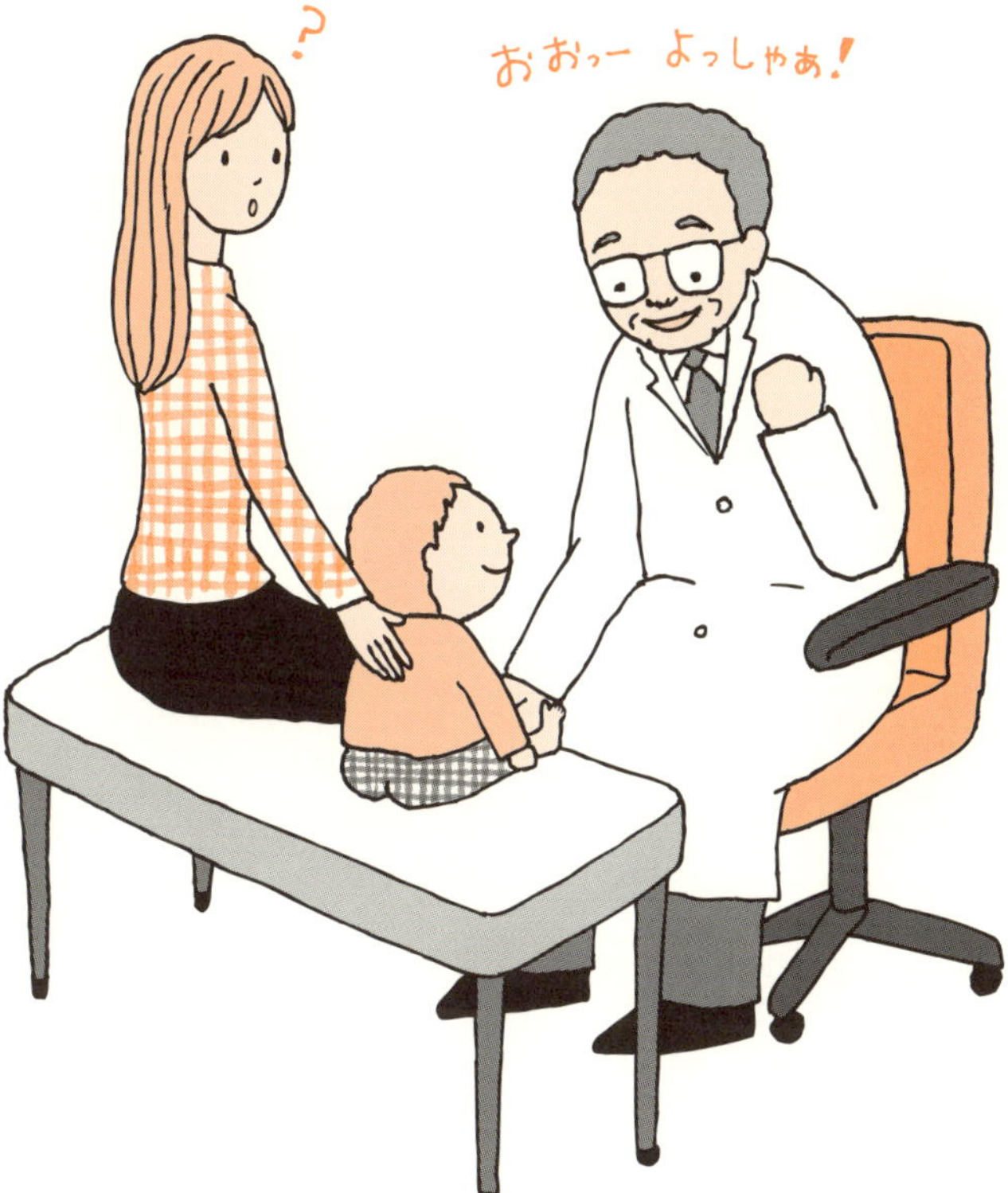
?
おおっー よっしゃあ!

子どもの包茎治療は手術から薬へ

私の子どもの包茎治療に対する考え方は、昔と今とでは百八十度と言っていいほど変わりました。

20年ほど前は、私も熱心な手術派でした。包茎の程度にもよりますが、手で下げても亀頭を出すことができそうもない包茎は手術で治すのが最善の方法だと考えていました。

しかし、その後ステロイドの軟膏が包茎治療の特効薬だということが分かったのです。この軟膏を包皮の先にほんの少しつけるだけで、包皮の先がやわらかくなり、手で下げているうちに亀頭が出るようになります。これで治るのなら、何も子どもを泣かせて痛い手術をすることはありません。それ以来、私は熱心な薬派に転向したわけです。

20年前は手術派

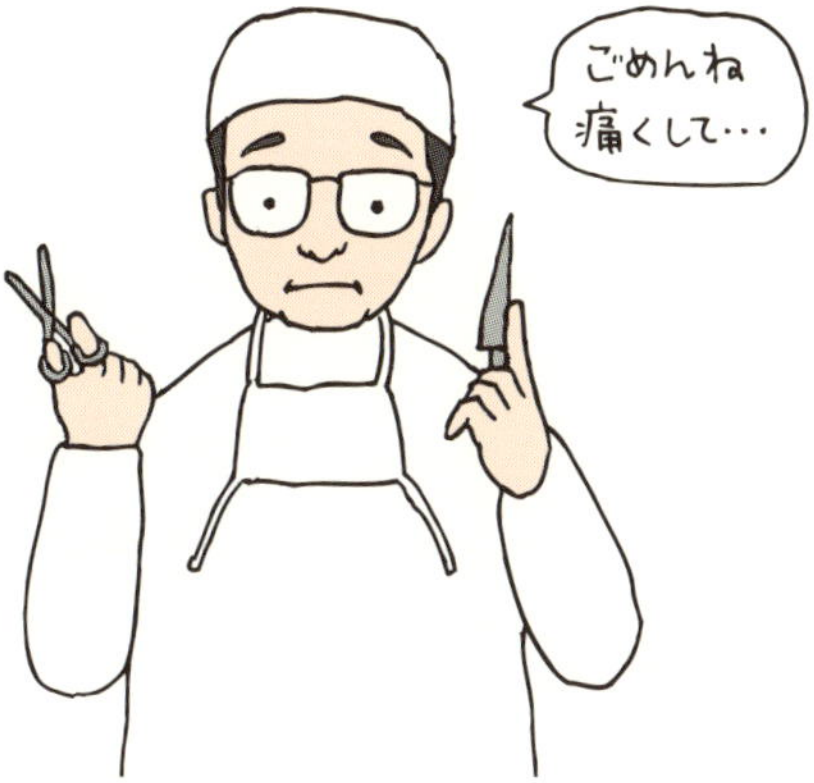
ごめんね
痛くして…

現在は薬派

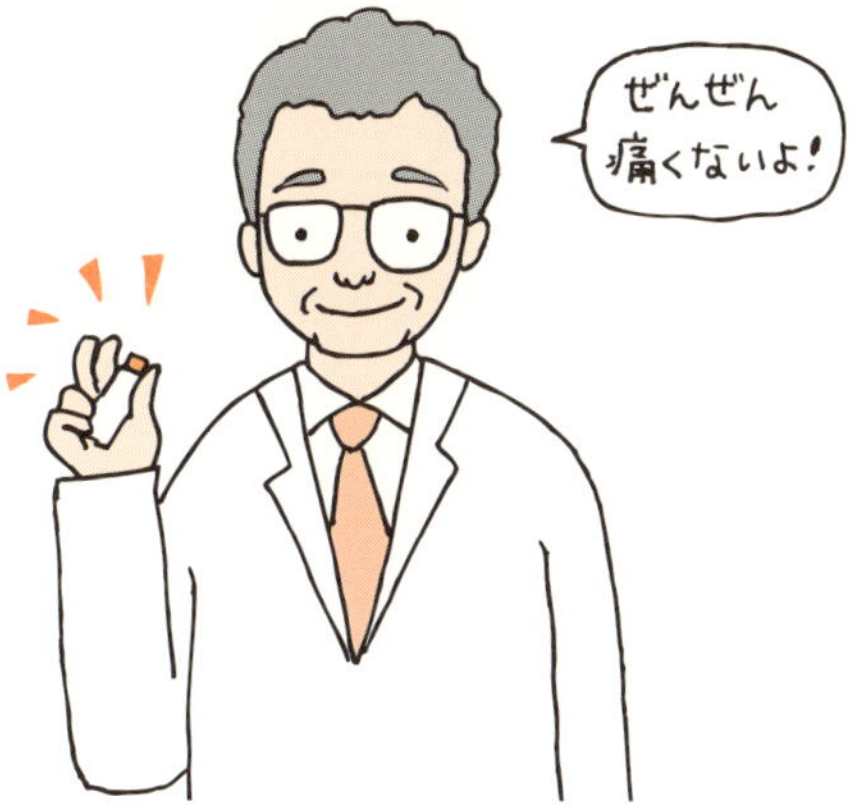
ぜんぜん
痛くないよ！

ステロイド軟膏

ステロイドと聞いただけで、拒否反応を示すお母さんがたくさんいらっしゃいます。これは少量で劇的に効く副腎《ふくじん》皮質《ひしつ》ホルモン剤で、それだけに使いすぎると副作用が出てきます。

アトピー性皮膚炎で、体の広い面積にそれを塗るという場合には副作用の心配をしなければならないでしょうが、包茎の場合はほんのわずかな量を包皮の先端というほんの小さな部分につけるだけですから、まったく心配ありません。時々包皮を下げて亀頭につけたり、癒着しているところにつけたりするお母さんがいますが、それでは効果がありません。

この薬をお出しするときに、私はお母さんにこのことをしつこいほどお話しして、「安心して使っていいですよ」と言います。

ステロイド軟こう

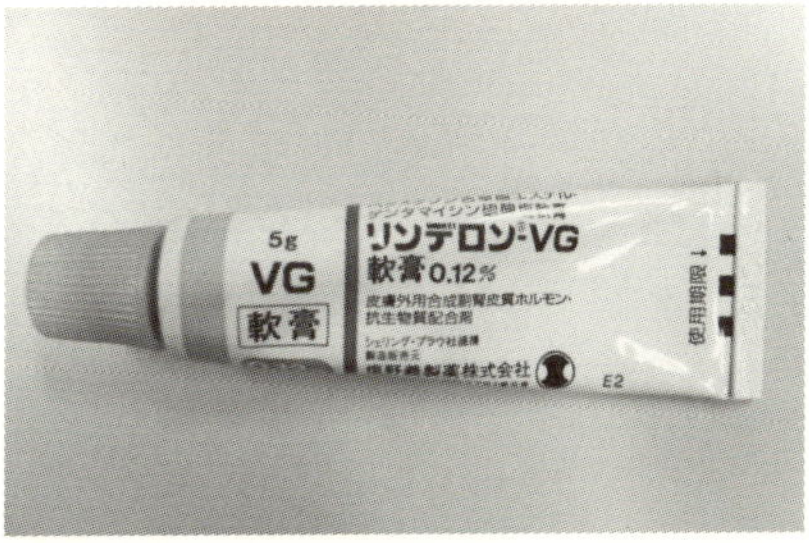

（多種類のステロイド軟膏があり、写真は１例です。）

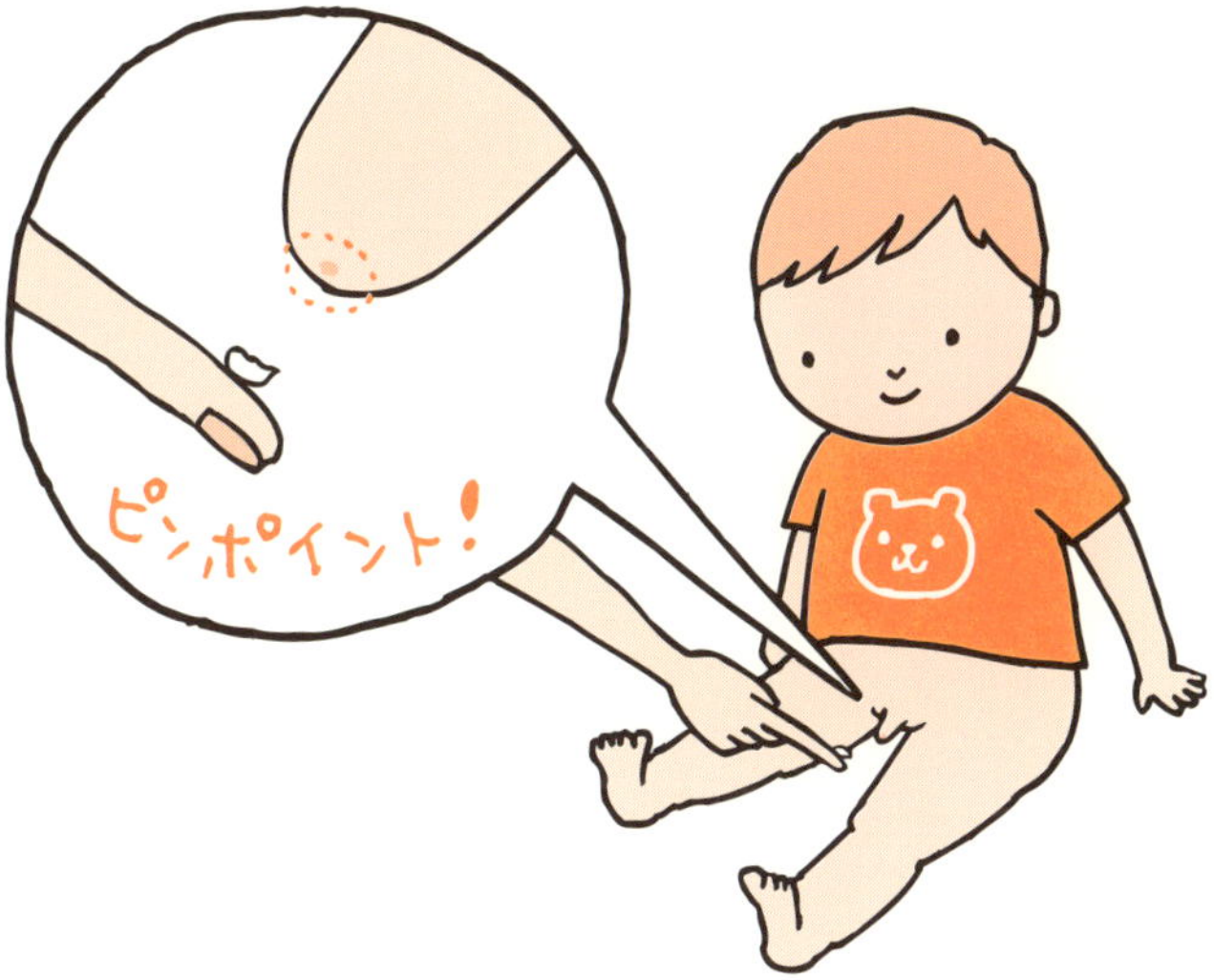

3

ある日の診察室

午後の静かな待合室に、突然子どもたちの元気な声が飛び込んできた。6歳と4歳の兄妹だった。患者さんは兄の方で久し振りの来院だった。

ほぼ2年前にオチンチンの皮が剥けず、保健所からの紹介状を持ってきた。

例の特効薬の軟膏で一時は亀頭が出せるほど良くなったのだが、それ以来お母さんは安心してしまって、特効薬の薬を塗るのをさぼってしまった。

一度オチンチンの包皮がやわらかくなって亀頭が出せるようになっても、その後まったく手入れをしないと、元に戻ってし

column

まうことが多い。毎日の必要はないが、2、3日に1回ほどは薬をつけるように指示したはずだが……。

診察台に寝かせてパンツを下げ、オチンチンをよく診ようとしたが、妹が私と診察台の間に割り込んで、30センチほども顔を近付けて、マジマジと兄のオチンチンを見ている。

そして、「私にはない！」と一言。手を出してオチンチンに触れようとするので、兄は「やめろ、やめろ！」と診察台の上で身をよじって逃げた。

出せなくなった亀頭は、もう一度最初からやり直す必要があると母親を説得した。

あわててパンツをはいた兄は、待合室まで妹に追いかけられて、オチンチンを押さえて逃げ回っていた。

今も行われている割礼

若いお母さんには何のことか分からないかもしれません。これは生まれてすぐにオチンチンの皮を切り取って大人のような状態にすることです。割礼《かつれい》は昔のことではなく、現在でも行われています。

フランスで活躍した巨匠、マルク・シャガールの展覧会のポスターに、黒い服を着て獣の顔をした大きな男が真っ白な小さな裸の男の子を膝に乗せて何かをしようとしている絵画がありました。その題が「割礼」となっていました。何か恐ろしげな絵画でした。

割礼はアフリカやアラビア、そしてユダヤ教などの一部の国での風習で、主に宗教的な儀式として残っています。

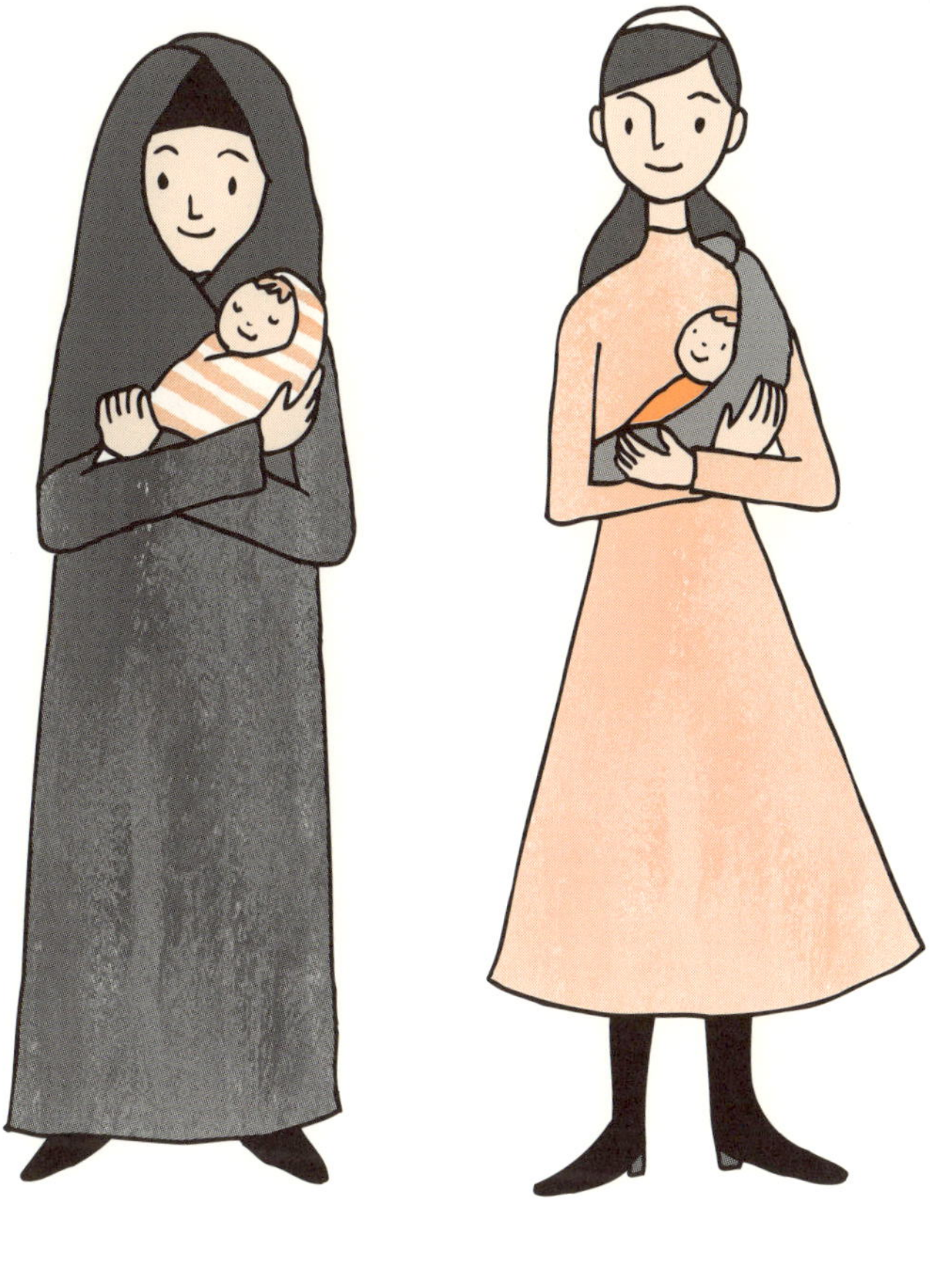

いやいややらされた割礼手術

私の診療所の近くに杉山先生という国際的に有名な産科の先生がおられました。もう15年ほど前でしたが、いろいろな国の方々が杉山先生のところで赤ちゃんを産みました。そして、割礼の習慣のある国籍の男の子は、私を紹介されました。日本人である私は、この手術がいやで、ご両親に医学的にはまったく必要のないことと説得したのですが、「この子が少年になったときに、周りの人とオチンチンの形が違うことを悩むに違いない。それがかわいそうだから、ぜひやってください」と懇願され、いやいややったことを思い出します。

こうした手術は、大きな大学病院などではやってくれません。また健康保険も使えません。そうだからといって、高額な手術料も、相手が相手だけに取れません。当時は杉山先生を恨みました。

割礼が、清潔な場所で、医師とか医療関係の資格のある人によって行われるのならまだしも、生まれた地域の名士とか、名付け親、牧師さんなどが不潔な刃物を使って切ることが多いと聞いたことがあります。エイズの感染の心配もあると言われています。

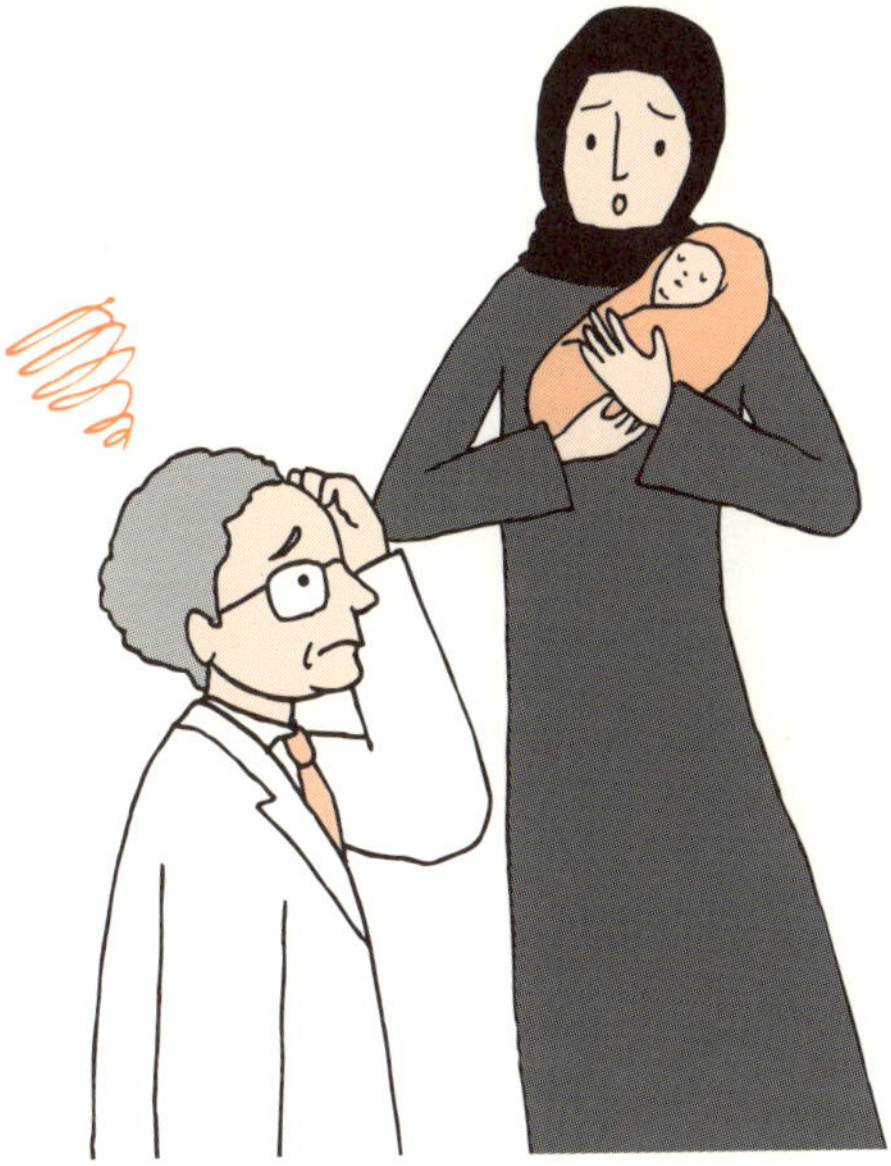

割礼された日本の男の子

一昨日ここへ来た男の子は日本人でしたが、シンガポールで生まれて、割礼されていました。何で来たかと言うと、朝や夜にオチンチンを痛がって泣くというのです。診ると、包皮がぎりぎりまで切られて余裕がまったくない。この状態ですと、何かの拍子で勃起したときに、包皮が引っ張られて、それで痛みが出る。

これは余談ですが、日本人は人種的にペニスそのものはそんなに大きくないけれど、勃起して大きくなるときの勃起係数が大きいのです。この診療所には黒人の方が時々来られますけど、見た目は大きいのですが、勃起係数は日本人ほど大きくない。

ですから、日本の男の子がシンガポール流の皮をぎりぎりに切る割礼をすると、勃起したときに皮が突っ張ってしまうのです。

お母さんは最初割礼には大反対だったのですが、やらないと周りから変な目で見られて、差別されそうだったので仕方なしにやったと言っていました。

これと逆の話を最近聞きました。外国で生まれて割礼された男の子が東京へ帰ってきて小学校へ入ったら、「お前のオチンチンは変な形をしている」と言っていじめられたそうです。

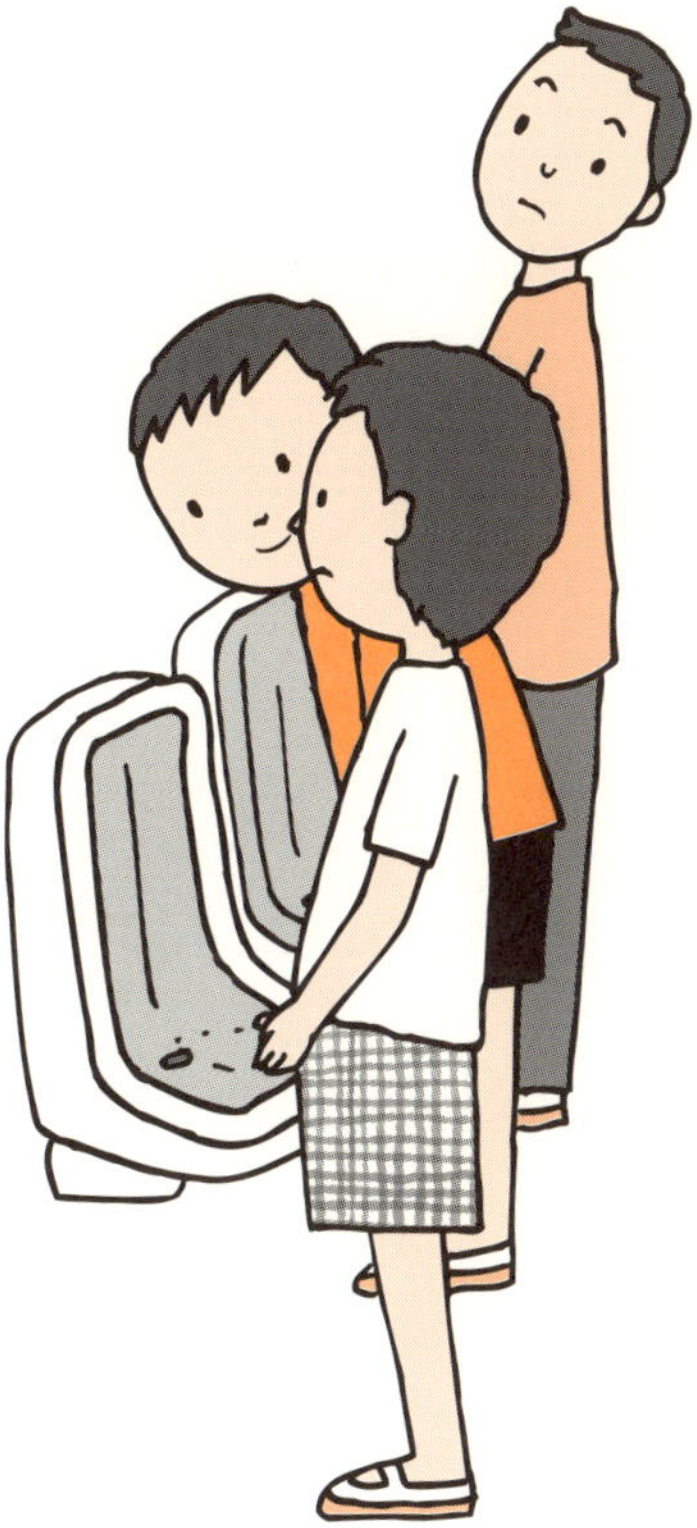

包茎が弱い亀頭を守る

子どもは皆包茎だと言いましたが、亀頭を覆っている皮は感染や外傷からオチンチンを守る大切な役目を持っているのです。

男の子同士でふざけていて股間をけられたり、公園のジャングルジムで足を滑らせて股間を打ったり（これは女の子にもよくあります）、子どもたちは何をするか分かりません。オチンチンをケガしそうなときには、この皮が傷から守ってくれます。

弱い粘膜で覆われた亀頭を、なにも小さいうちから出しっぱなしにする必要はまったくありません。

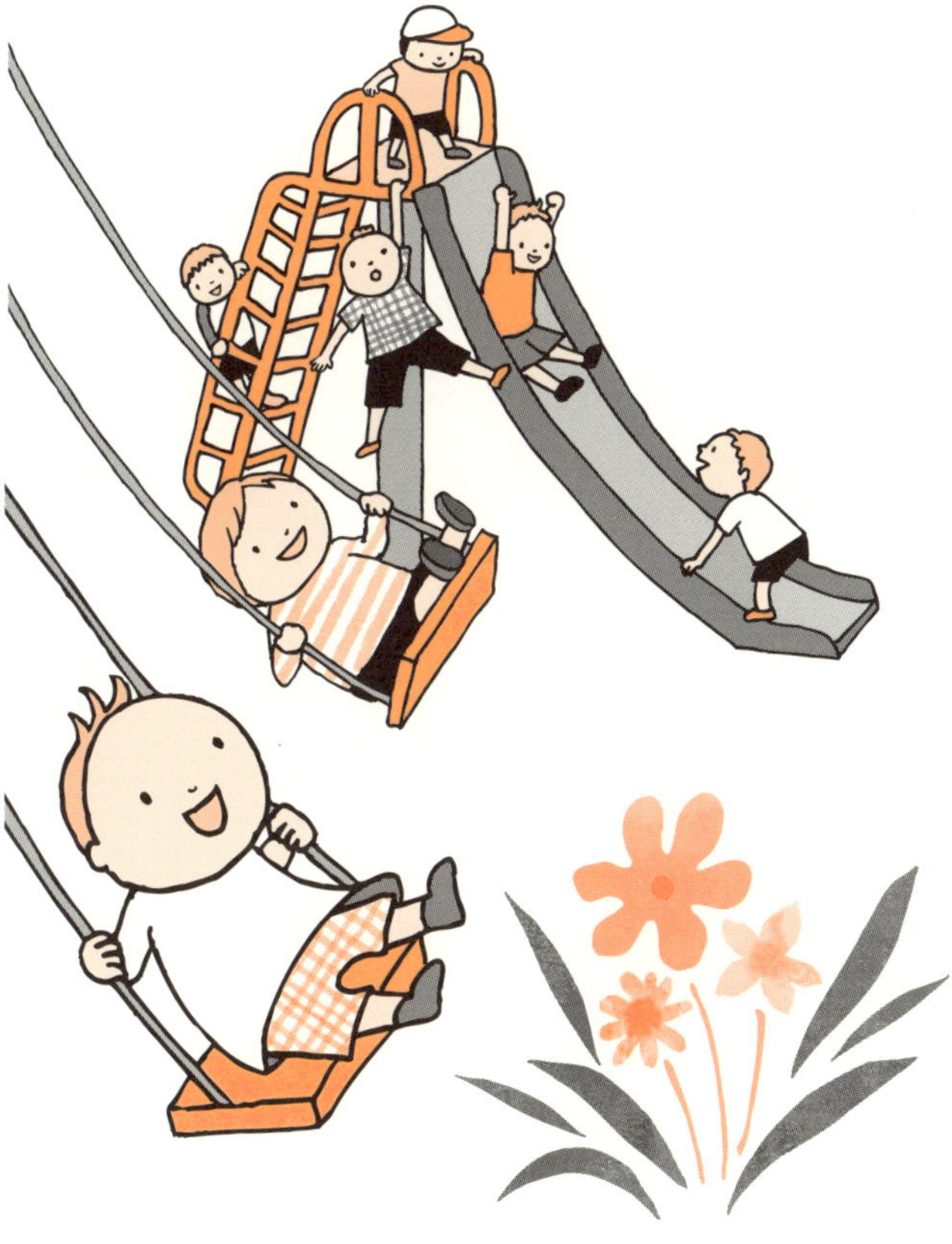

剥く？　剥かない？

子どもであっても、包皮と亀頭の間にたまる恥垢をシャワーで洗い流せるようにしたほうが清潔でいいし、亀頭包皮炎などの予防にもなります。そのためには包皮を下げて亀頭が出せるといいのです。

子どもの亀頭はふつう包皮に覆われていますので、それをペニスの根元のほうに引いて亀頭が出るようにするのですが、包皮口が小さすぎたり、包皮が狭くて長くて硬かったり、包皮と亀頭が癒着していたりして、簡単にはいかないことが多いのです。

それを無理やり下げて出そうとすると、包皮が切れたり、亀頭が傷ついたり、包皮が戻らなくなって亀頭の根元を締め付けるかんとん包茎という危険な状態になったりしますので、絶対に無理はしないでください。無理に下げて傷ができると、その傷が治るときに再癒着を起こします。

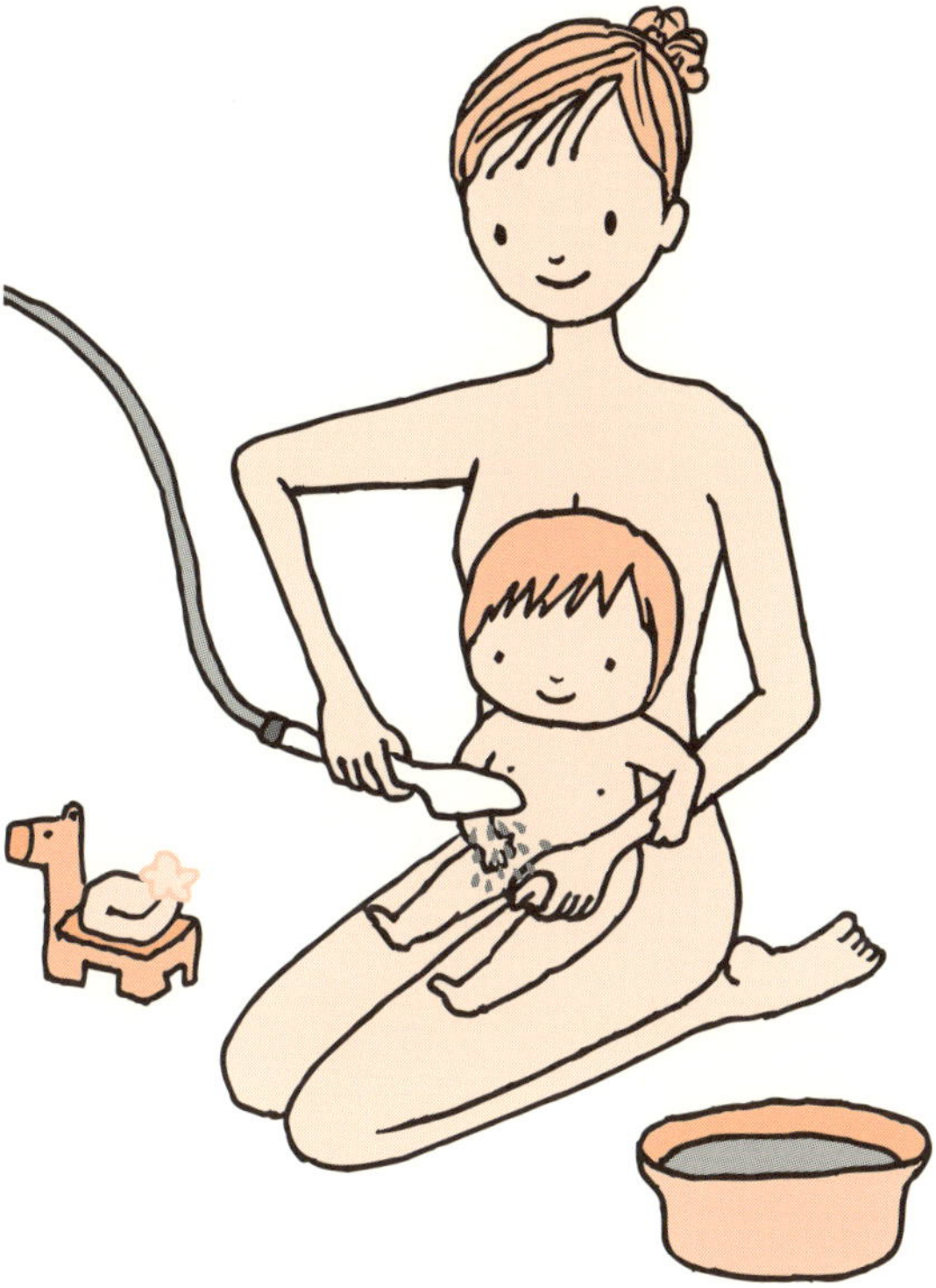

昔は先輩がオチンチンのことを教えてくれた

包皮口が小さいとか包皮が狭くて長くて硬い場合には、泌尿器科でステロイド軟膏を処方してもらって包皮の先端にちょっとつけることで、包皮の先端がやわらかくなり、下げやすくなります。

しかし、仮性包茎の場合は薬をつけなくても、お風呂で下げて洗うようにしているうちに、徐々に亀頭が出るようになることが多いのです。

昔の子どもは、親の目が今ほど行き届かず、オチンチンのことなど放っておかれたのですが、それでも別に不都合なことはなかったですね。

昔の男の子たちは異年齢集団を作って公園や空き地や路地で遊んでいました。夏祭りの夜など、そこで先輩が年下の男の子たちに、つきあいのルールやいろんな遊び、それにタバコやマスターベーションのやり方など、良いことも悪いことも教えたものです。
そういう仲間同士のつきあいが子どものたくましく生きる力を作ったのです。

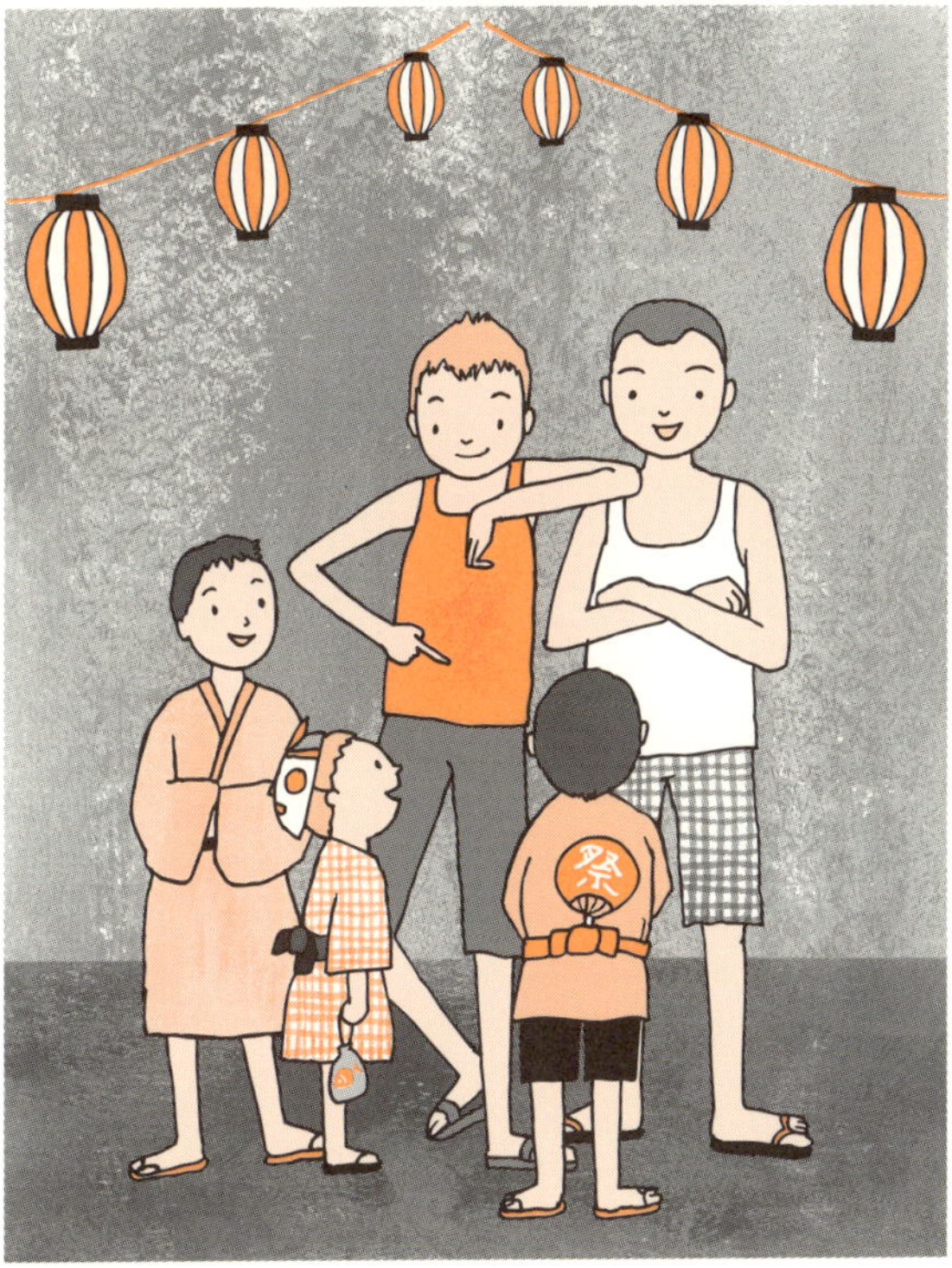

亀頭と包皮の癒着

幸い包皮の口が広くて亀頭が出せても、亀頭の根元まですっかり見える子はまずいません。亀頭の半分出せれば良いほうです。ほとんどの子はオチンチンの皮と亀頭とが癒着しているために、亀頭の先端が少し見えるくらいです。

私がまだ若い泌尿器科の医師だった頃は、この癒着を一生懸命はがしていました。しかし、40年近く同じ場所で開業していると、近所の子どもたちを年を追って診ることになり、この癒着は放置しても問題はないと考えるようになりました。

ただ、包皮口だけは広げておかないと、真性包茎になる可能性が高くなる心配があります。この包皮口の拡大も、少し前までは器械を使って無理やり広げていましたが、最近では副腎皮質ホルモンを含んだ軟膏を極めて少量包皮口につけることで、痛みもなく広げることができます。

お母さんたちは副腎皮質ホルモンと聞くと怖がる傾向にありますが、わずかな量を小さい部位につけるだけですから、医学的に問題はありません。

ここ5年間をさかのぼってみますと、約300名の包茎の子どもが私の診療所に連れてこられ、この軟膏で治療しました。

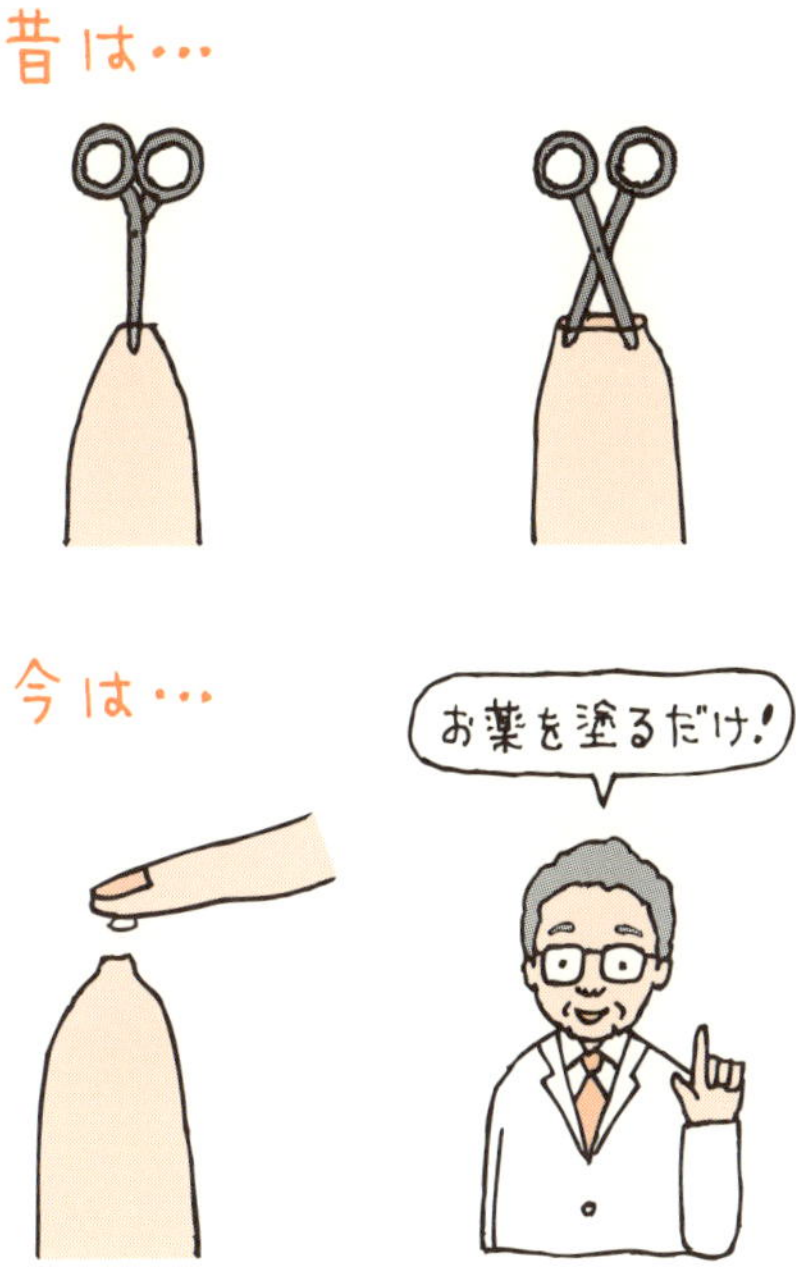

癒着は無理にはがさない

癒着があると、包皮を下げて亀頭を露出しようとしても、癒着しているところから下は下げられません。それを無理やり下げると、痛いし亀頭が傷つきますので絶対にしないでください。

危ないのはお父さんです。男の子と一緒に風呂に入ったときに、自分だってそうだったくせに、「おまえ、まだくっついてるのか！」と言って、無理やりぎゅうっと下げてしまう。そうすると、痛いし、血が出るしで大変です。最悪の場合はかんとん包茎と言って、皮が亀頭の根元で締まって戻らなくなり、亀頭が赤く腫れてきて、あわてて泌尿器科へ駆けつけることになる。男の子は「もう絶対お父さんと風呂に入らない！」と言って泣きだす。時々そんなお父さんが、男の子を連れて申し訳なさそうに診察室に入ってくることがあります。

亀頭の粘膜と包皮はくっつきやすいのです。ですから多くの子に癒着があります。癒着があっても、洗うときに出せるところまで出して洗ってあげればいいのです。

子どもの癒着は、時間はかかりますが、男の子の成長と共に、自然に少しずつ治っていきますから、お母さんは心配しなくていいのです。これにはマスターベーションが関係していると私は見ています。

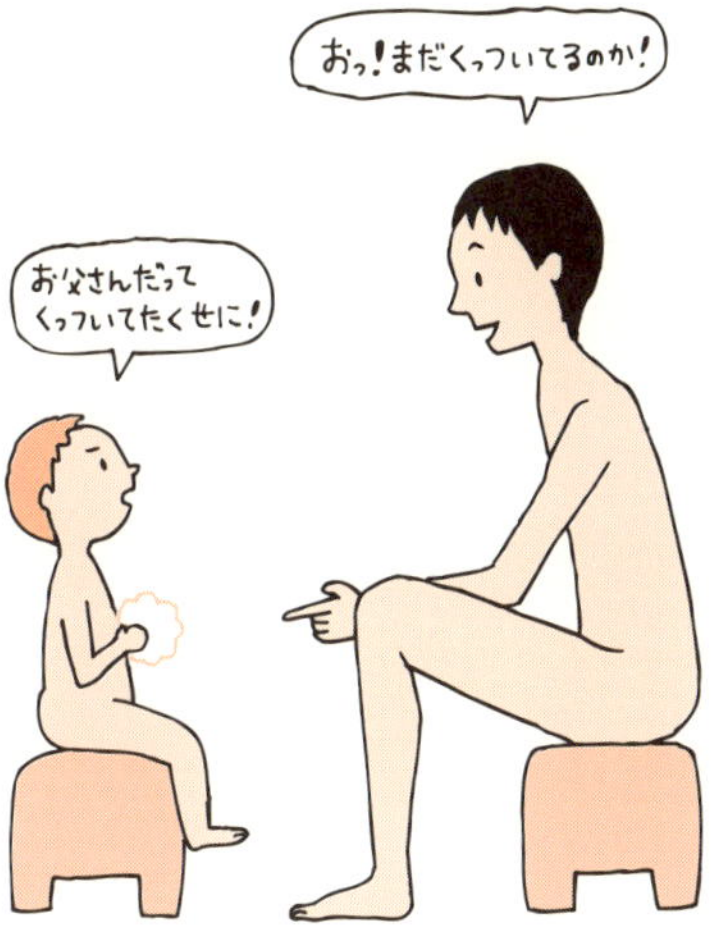
おっ!まだくっついてるのか!
お父さんだって
くっついてたくせに!

悩みがあれば専門医に診てもらおう

先日も小学校5年生の男の子がお母さんに連れられてやってきました。「皮をかぶっていて途中までしか剥けない」と言って、すごく心配そうな顔です。そこで、これは普通の状態であること、くっついているのはあと数年したらはがれて剥けるようになる、ということをよく説明してあげて、「何も心配ない。1年後にもう一回見せに来なさい」と言ったら、「はい！」と言って、うれしそうな顔して帰っていきました。やっぱり悩んでいたんですね、かわいそうに。

男の子はオチンチンのことになると、ささいなことでも大げさに考えて悩んでしまうものです。昔はこういうことは、仲間内で情報交換したり、先輩に教えてもらったりして解決したものですが、今はそういう仲間付き合いがなくなってしまったようですね。ですから、男の子がオチンチンのことで悩んでいるようなら、この例のように、泌尿器科の先生に診せて、大丈夫だよと言ってもらうと、本人が納得できていいでしょう。

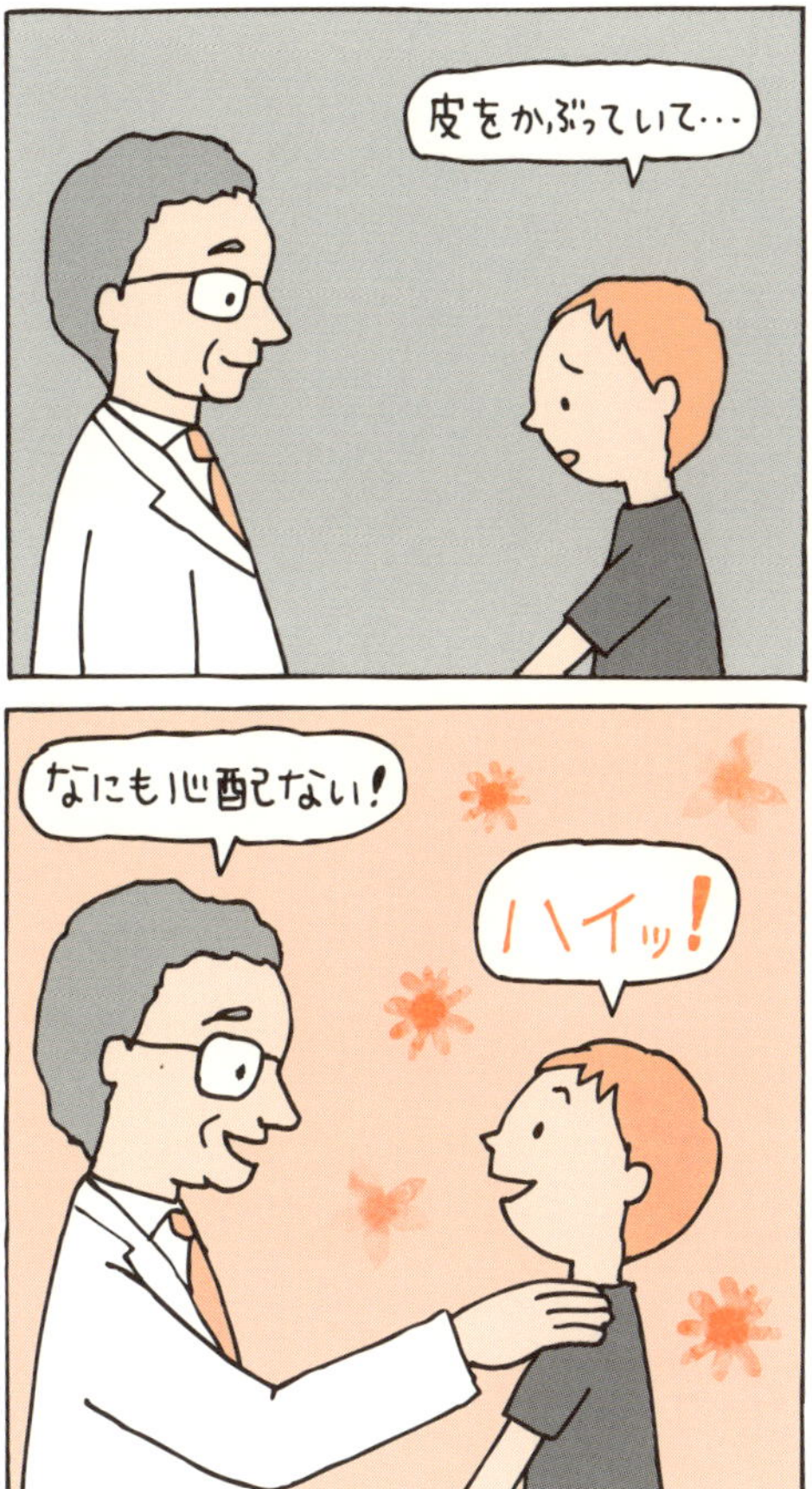

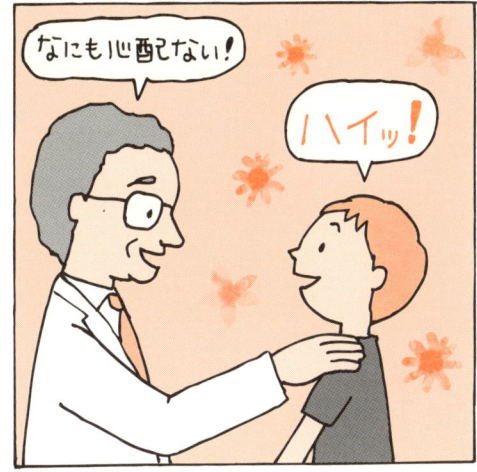

オチンチンの洗い方

子どものオチンチンは皮をかぶっていますので、洗うためには皮を下げて亀頭にお湯が届く必要があります。簡単に下げられる状態なら亀頭を出して洗ってやるといいんですが、下げるのに抵抗がある場合には、無理にそこから下げないようにして、できる範囲でお湯をかけてやればいいでしょう。ほとんどの子は、皮はゆるくなっているんですが、亀頭と包皮に癒着があるのです。癒着は無理にはがさないことです。（68ページ参照）

ただ、洗うといっても、タオルに石鹸をつけてゴシゴシこすったりしないように。石鹸で洗って亀頭包皮炎になった例もあります。亀頭の表面はデリケートな粘膜ですから、シャワーのお湯をかけて洗い流すくらいでいいのです。恥垢がたまって落ちにくいときは、濡れたガーゼでふき取るといいでしょう。

初めはお風呂に入ったとき親が洗ってあげる。次に子どもが自分で洗えるように教えてあげる。歯磨きと同じです。こうしてオチンチンを自分で清潔にケアできるようになると、男の子は自信がつくのです。

ただし、皮を下げて洗ってやらないと病気になるというわけではないので、あまり神経質にならなくても大丈夫です。

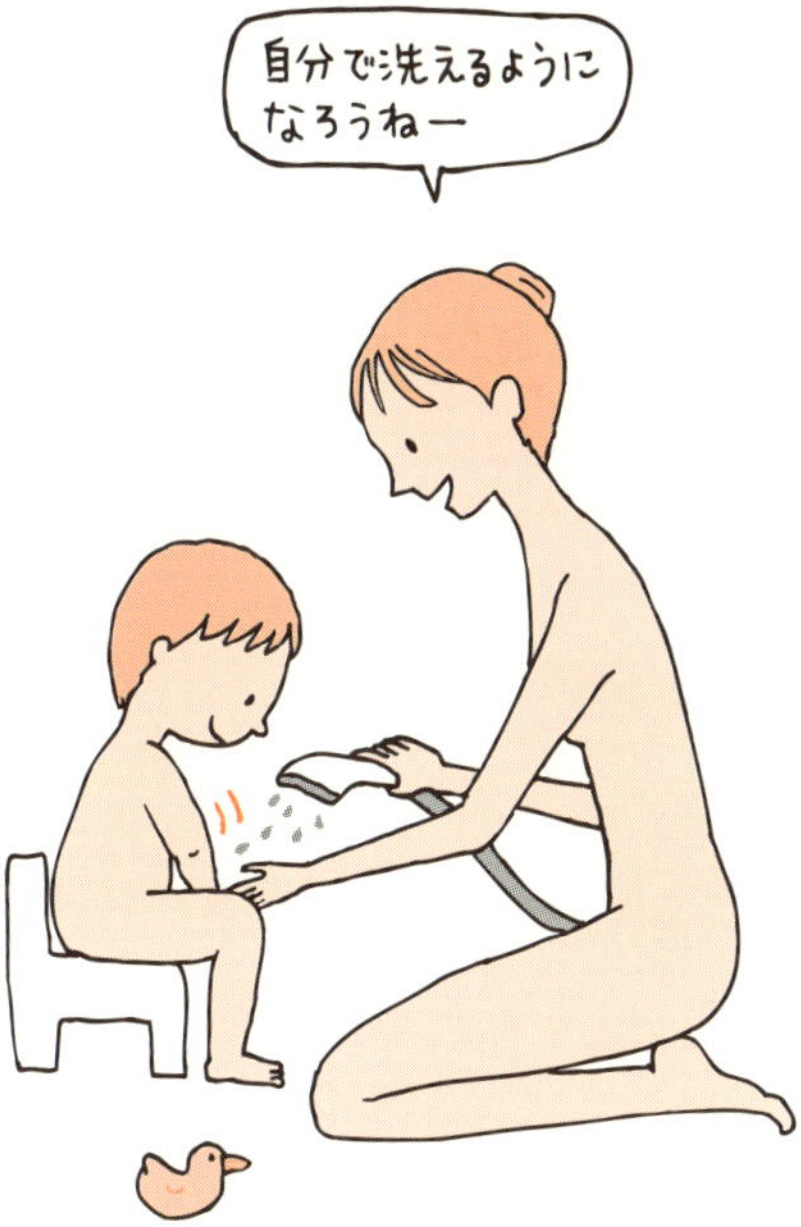

大きい？ 小さい？

つい先日も「お兄ちゃんのオチンチンが弟のよりも小さいんです！」と、お母さんが大きな声で診察室に入ってこられました。

見ると、全然小さくない。ただ、お兄ちゃんのほうが体が大きいから、体の大きさとの比較でオチンチンが小さく見えるだけなのです。よくあるケースです。

しかし、お母さんが男の子の前で「オチンチンが小さい」なんて言ってはいけません。そこで私は、診察が終わってからお母さんだけを呼び戻して怒ったんです。

「だめだよ、お母さん、そんなこと言っちゃあ。男の子の前でオチンチンが小さいなんて言ったら、一生悩むかもしれないよ」

お母さんは分かってくれましたが、言ってしまったのですから、後の祭りです。

男の子はかなり小さいときから自分のオチンチンの大きさを気にします。学校で水着に着替えるとき、野原で並んでおしっこをするとき（今ではあまり見られなくなりましたが）友達のオチンチンを横目でのぞいて、俺の方がでっかいと満足したり、あいつのはでっかいな、と引け目を味わったりします。

どうか男の子の気持ちをよく分かってあげて、決して本人の前で「小さい」などと言わないでください。

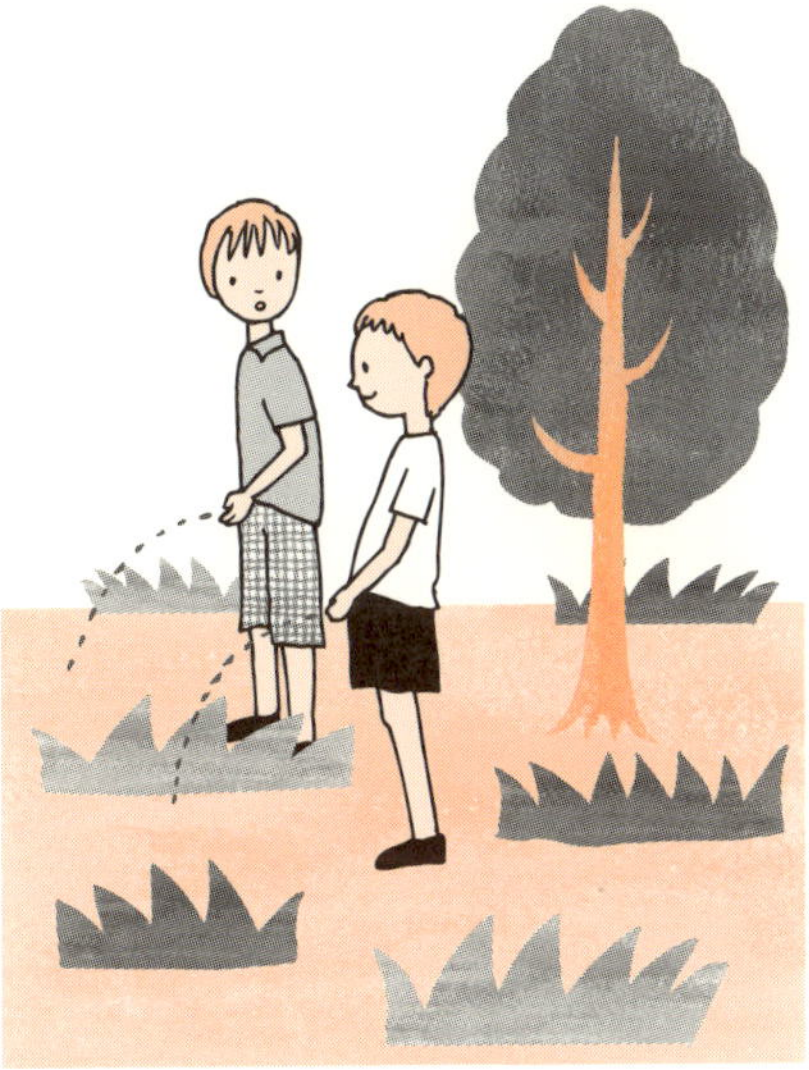

オチンチンは思春期に大変身

子どものオチンチンは、背丈や体重や耳、目、鼻、口の大きさが違うように、大きさが多少違うのが当たり前。しかし、子どものオチンチンはおしっこを出す器官です。大きいとおしっこの出が良くて、小さいとおしっこの出が悪いというのなら問題ですが、おしっこを出す働きに、オチンチンの大小はまったく関係ありません。

さて、思春期をすぎると、オチンチンはおしっこ以外に、もう一つべつの働きをすることになります。思春期になると男性ホルモンが分泌されて、健康な子どものオチンチンはホルモンの働きで大きくなって亀頭が顔を出し、大人のオチンチンに大変身をとげます。そうしてお母さんが小さいと心配したオチンチンは立派な大人のペニスに成長するのです。

心配ご無用。健康な男の子に育ててやれば、思春期に男性ホルモンが勝手にオチンチンを大きくしてくれるのです。だから、幼児期にオチンチンが小さいとか、包茎だとかでお母さんがやきもきするのは無意味なのです。

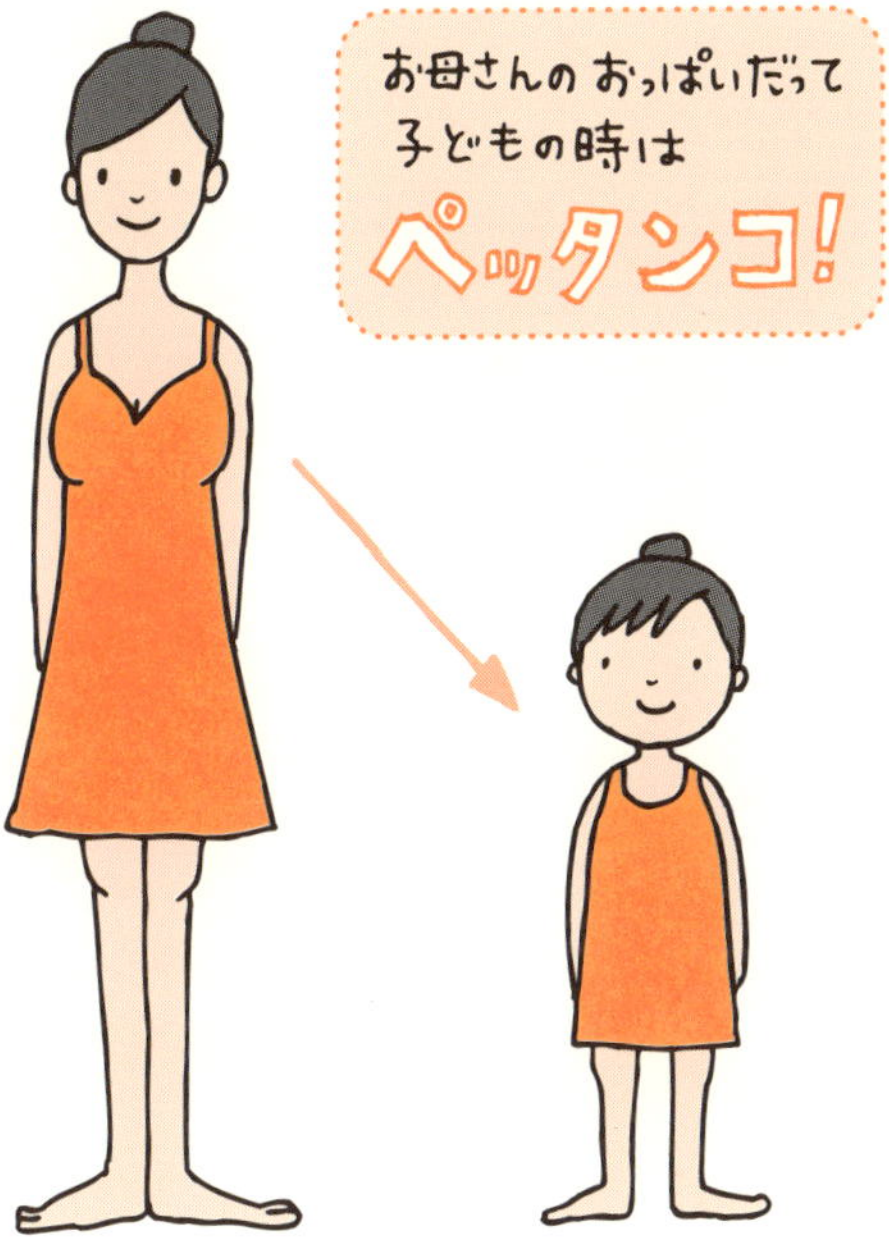
お母さんのおっぱいだって
子どもの時は
ペッタンコ!

埋没陰茎《まいぼついんけい》

オチンチンが小さいと言って連れてこられる子のほとんどが肥満児です。オチンチンはエジプトのピラミッドのように三角錐の形にわずかに出っ張っているだけで、筒状のオチンチンは見当たりません。そして下腹部から腿にかけて皮下脂肪でパンパンです。この脂の層がオチンチンを隠しているのです。

オチンチンはおしっこを外に出す道具ですから、その根元はお腹の奥深いところにある膀胱《ぼうこう》につながっています。いぼのように皮膚の上にのっかっているものではありません。したがって皮下脂肪の層が厚くなればなるほど、オチンチンは埋もれて潜ってしまいます。しかし、オチンチンを覆っている皮膚はお腹の皮の続きですから、脂肪が増えれば当然一緒に持ち上がってきますから、ますますオチンチンは埋まってしまいます。

雪国の電信柱と同じです。何メートルも積もった雪が電信柱を短く見せますが、春になれば雪が溶けて普通の長さになります。肥満児も食事や運動でスマートになれば、オチンチンも自然に顔を出して普通のサイズになります。肥満が続けばオチンチンは埋もれたままです。これはお相撲さんによく見られます。

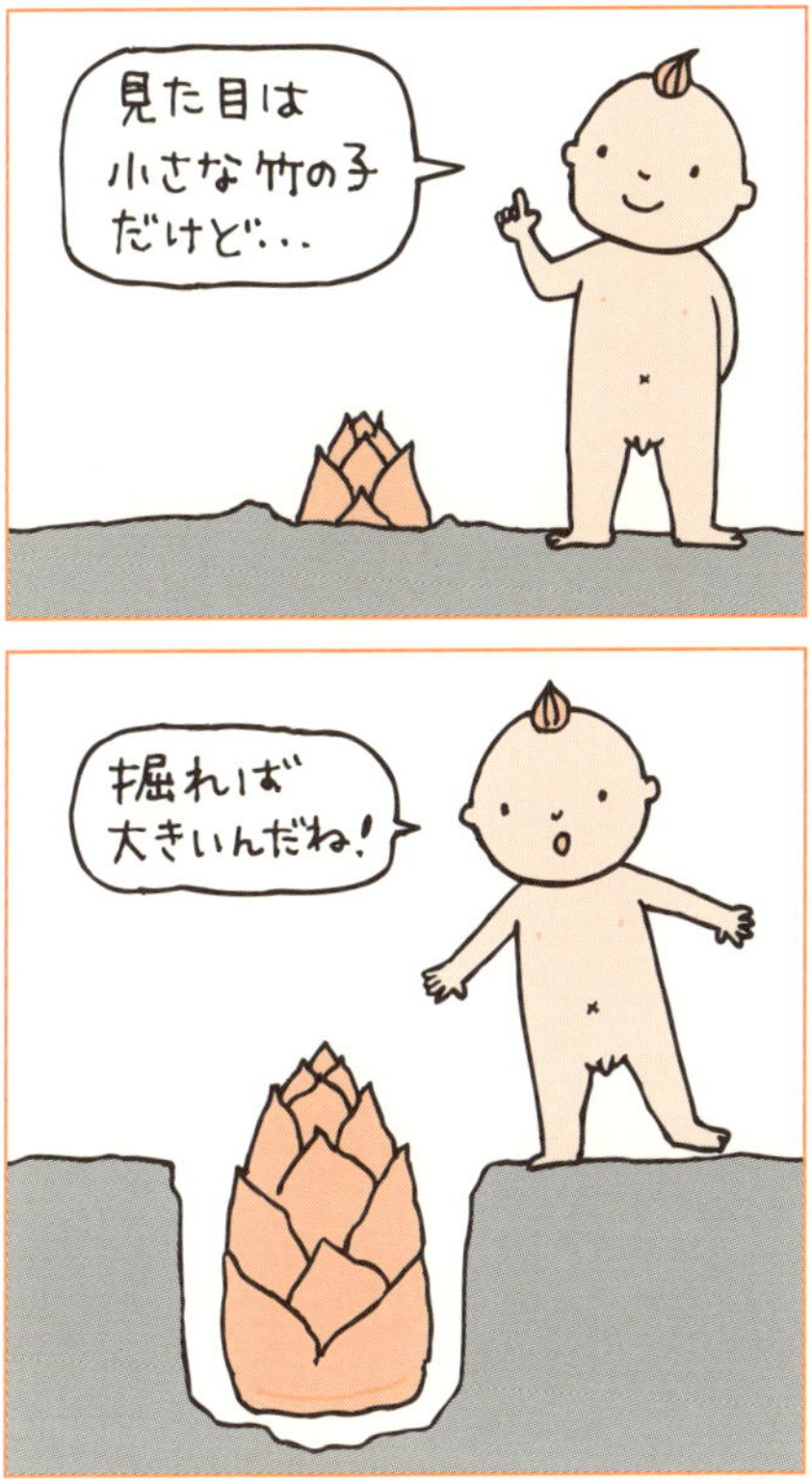
見た目は
小さな竹の子
だけど…
掘れば
大きいんだね！

乳幼児でも勃起する

おむつを替えているときやお風呂で体を洗ってやっているときなどにオチンチンが小さいながらもピンと立って、「まさか!」とあせったことはありませんか?

幼児でも勃起するのは珍しいことではありません。

成人の場合は、目や耳からの情報、想像など脳を介しての反射で勃起するのが普通です。しかし、乳幼児では単に膀胱がおしっこでいっぱいになったようなときに、脳に関係なく、腰椎《ようつい》の反射で勃起してしまうのです。決してお母さんの裸を見て勃起したわけではありません。「小さくても勃起する機能はちゃんとあるよ」と証明しているのですね。ですから勃起したら、むしろ安心していいのです。

この現象は成人でも見られます。いわゆる「朝立ち」と言われるもので、性的なものではなく、十分な睡眠がとれた朝に見られる勃起です。男性の間では健康

のバロメーターのように思われています

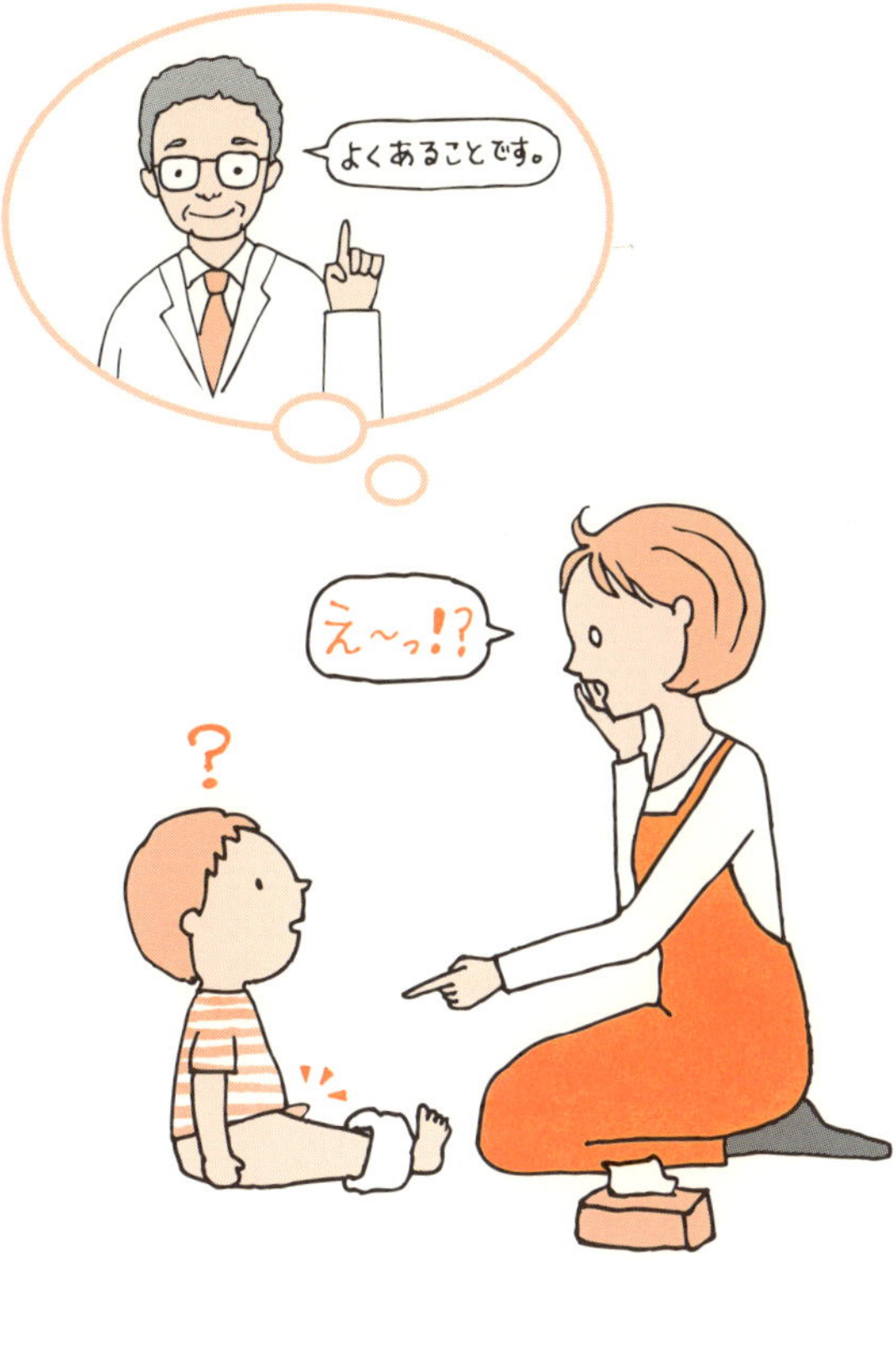

乳幼児で勃起がおきたときに、亀頭を覆う包皮の穴が小さいと、オチンチンが長く大きくなった分オチンチンの皮の長さが足りなくなって、突っ張ってしまいます。このツッパリが痛みを生じます。

「オチンチンが痛いと言うので……」と連れてこられたのに、何も異常が見られない場合には、勃起による包皮の突っ張りが原因と考えます。包皮口を広げてあげれば簡単に解決します。

また、包皮口が広がっても亀頭との癒着がある場合は、突っ張りが見られますが、この「突っ張り」が自然に癒着をはがすことになりますので、時間が解決してくれるのを待ちましょう。

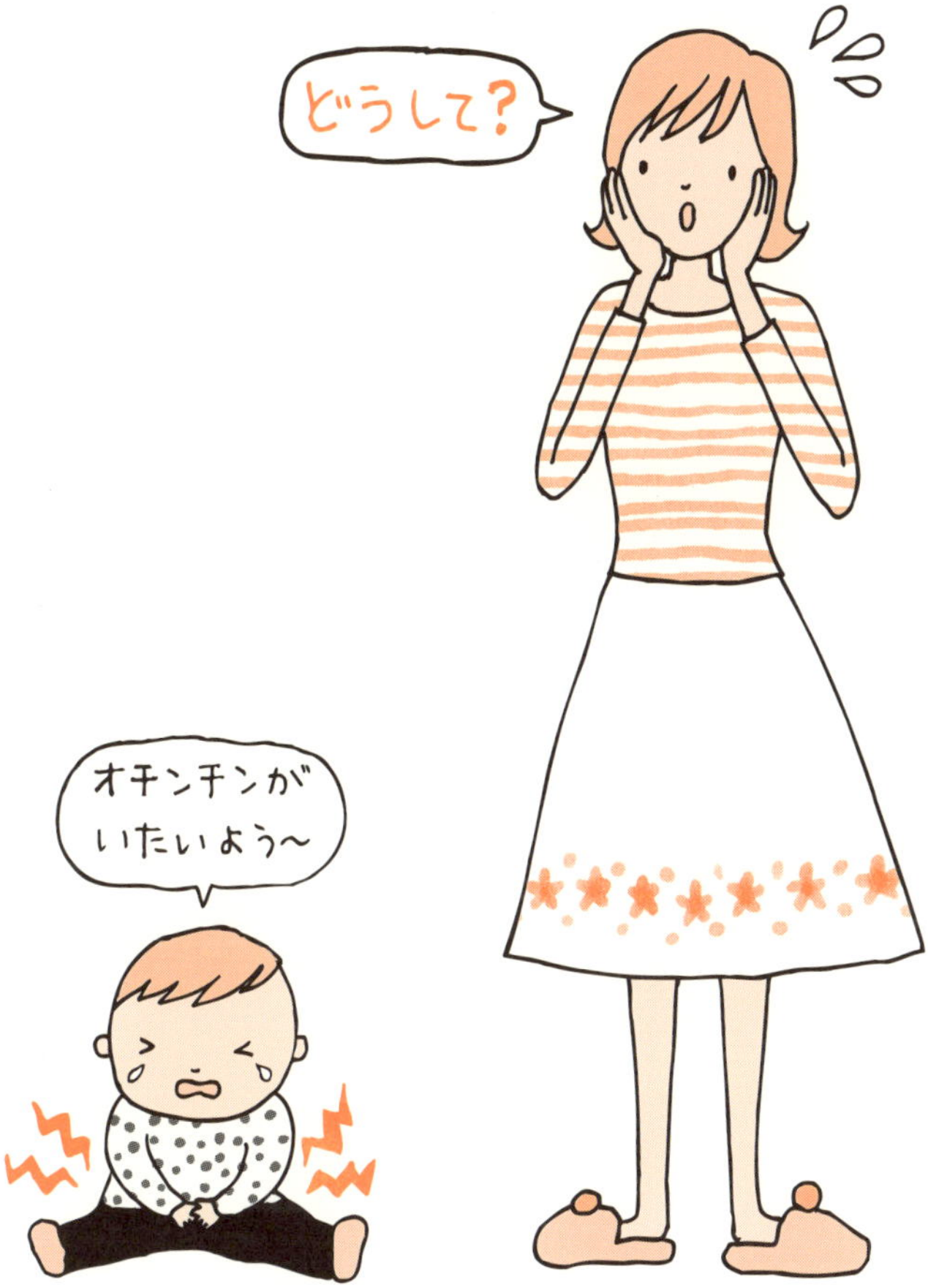
どうして？
オチンチンが
いたいよう〜

4

オチンチンが痛い

先週も「この子、オチンチンを痛がるんです。どこか悪いんでしょうか？」と言ってお母さんが子どもを連れてきました。

診ると、包皮口が小さいだけで他にはどこも悪くない。

「これは、包皮口が小さくて、勃起したとき亀頭がそこから頭を出せないから、包皮が突っ張って痛がるのです」と説明すると、お母さんは分かったような分からないような顔をしています。

「子どもだって、膀胱におしっこがいっぱいになったときなんか、反射的に勃起するんですよ。よくあることです」と言うと、ようやく納得してくれました。

column

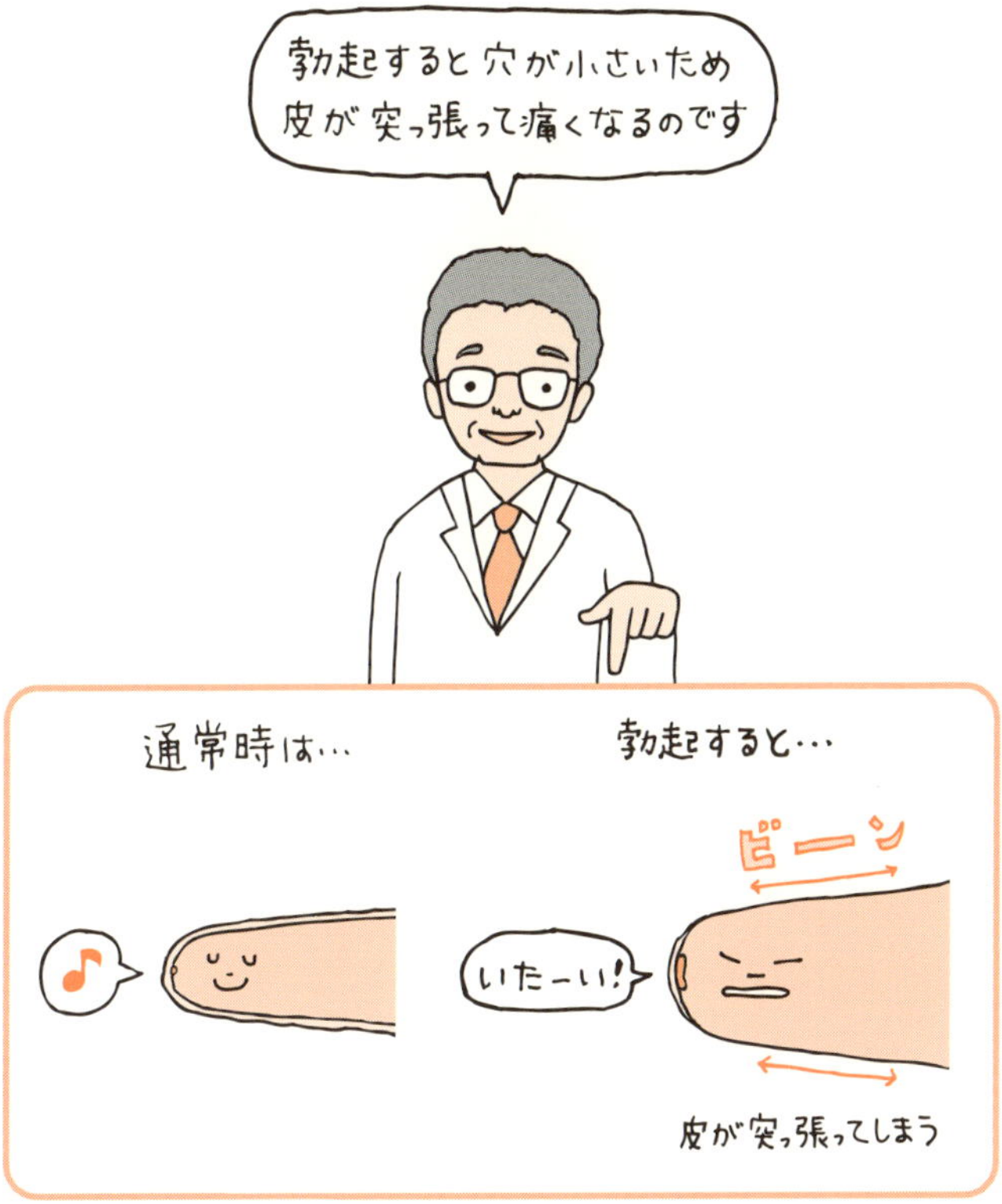

勃起すると穴が小さいため
皮が突っ張って痛くなるのです
通常時は…
勃起すると…
ビーン
いたーい!
皮が突っ張ってしまう

オチンチンにさわる

「うちの子、オチンチンにさわるんです。やめなさい！　って叱るとそのときはやめるんですが、気がついたらまた半ズボンの上からさわってるんです。みっともないからやめさせたいんですが……」と言うお母さん、多いですね。

それだけオチンチンにさわる男の子が多いということです。オチンチンにさわっていると、なぜか心が安らぐ——これはオチンチンを持っていないお母さんには理解しにくいでしょうね。

耳や鼻にさわっても気にしないのに、オチンチンだと気にするのはどうしてでしょうか？　そこに性的なものを感じているのだとしたら、それはお母さんの考えすぎです。

手を何もしないでダランと下げると、ちょうど手の位置にオチンチンがあって、出っ張っている。意識しなくても、手は自然にオチンチンにさわるかたちになるんです。

子どもの手は近くにあるものを何でもさわろうとするものですが、オチンチンはとてもやわらかくてにぎると気持ちのいいものなんです。〝気持ちがいい〟と言っても性的な意味はまったくありません。くれぐれも誤解のないように……。

それに、自分のものですしね。人のモノをにぎったりすれば問題ですが……。

これは放っておいても、友達と遊ぶようになれば、友達の目を気にして自然にやらなくなります。

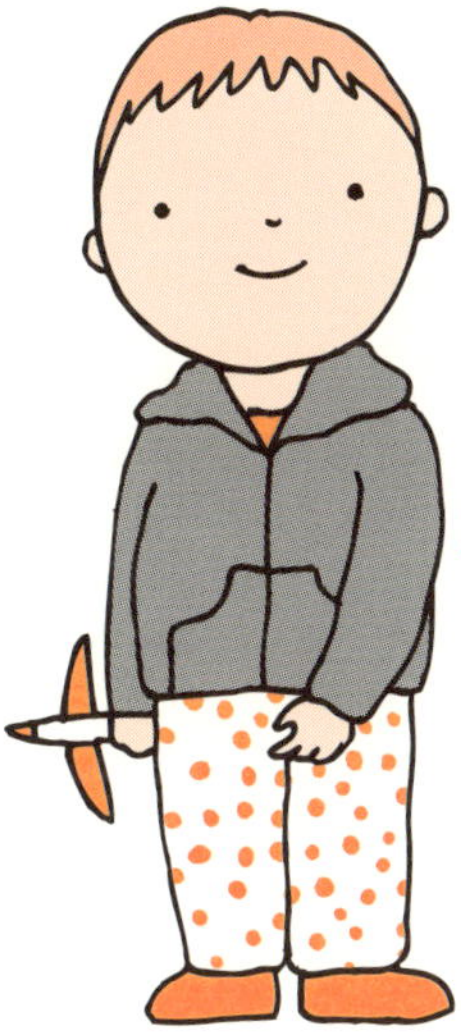

さわるのは病気のサインということもある

ただし、オチンチンにさわるのが病気のサインであることもあるので、要注意です。妙にオチンチンにさわることが多いというときには、皮膚炎や湿疹があるのではないか、赤く腫れているところはないか、痛がっているようなことはないか、気をつけて見てやってください。

ついこの間、「この子、おしっこをするときにやたらとさわるんです」と言って、お母さんが子どもを連れてきました。

「一度おしっこを調べてみましょう」と言って調べたら膀胱炎《ぼうこうえん》が見つかりました。これはおしっこをしたあと痛いんです。それでオチンチンをぎゅーっと押さえていた。病気があるからさわっていたんですね。

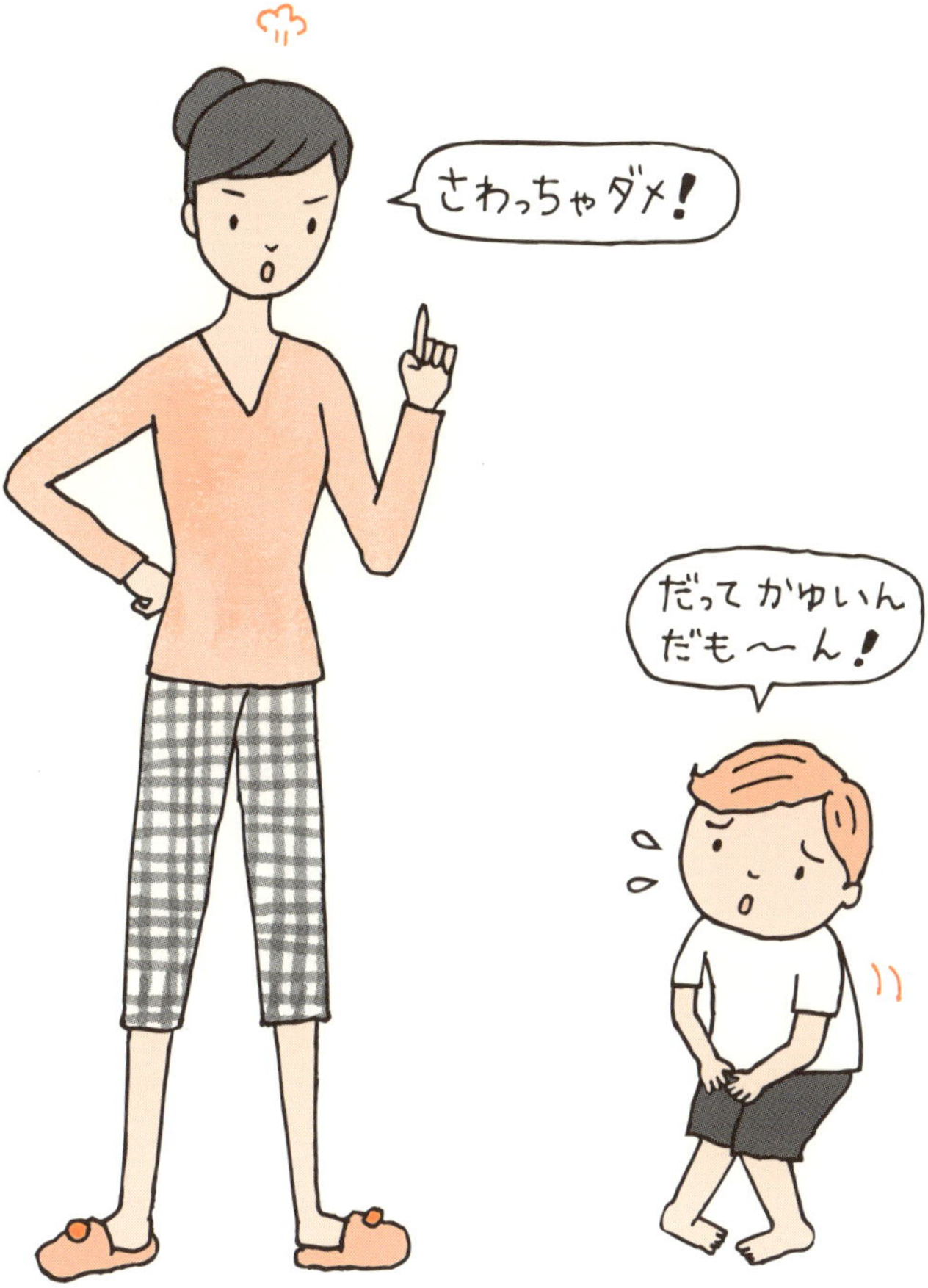
さわっちゃダメ!
だってかゆいん
だも〜ん!

おしっこが飛び散る

立っておしっこができるようになると、お母さんの仕事がまた一つ増えます。おしっこで便器や周りの床を汚すからです。真っすぐに便器に入れば良いのですが、子どものおしっこはオチンチンから出たところで曲がったり、飛び散ったりします。

おじいちゃんも時々便器の外に出てしまって怒られていますが、この場合はおしっこに勢いがなくなって、下にたれるために便器の手前の床を汚すのですが、子どもは勢いがあるので、あちこちが汚れます。

これは子どもではおしっこの出口が、本当の出口ではなく、オチンチンの皮でできたものだからです。

本物の出口は亀頭の先端にあり、穴ではなく割れ目になっています。したがって出てくるおしっこは、名古屋のきしめんのように平べったくなっています。讃岐うどんのように丸くはないのです。

しかも、この平べったいおしっこの線は、オチンチンを出てから1センチほど先でクルリと1回転するのです。この回転がおしっこを飛び散らかさない仕組みなのです。

ライフルという鉄砲がありますが、これは銃身の内側に螺旋《らせん》が切られています。この螺旋のため、ここを通る弾には強い回転が与えられます。これが真っすぐ正確に弾を飛ばすことができる理由なのです。

おしっこをするときは、オチンチンの皮をかぶせたままではなく、亀頭の割れ目が見えるところまで少し出してする癖をつけさせましょう。飛び散りが少なくなるはずです。

おしっこが終わってパンツを上げたとたんにもれる

オチンチンを裏返して見ると、布を縫い合わせたような線が一本走っています。これを縫線と言います。この縫線のすぐ上の、皮膚1枚を隔てたところに尿道が走っていることをお母さんには十分に理解してほしいのです。

女性の方はおそらく、「ちくわ」のように尿道がオチンチンの真ん中を通っていると想像されているに違いありません。

よく若いお母さんから、「もうおしっこは終わったと思ってパンツを上げると、その途端にまたかなりの量のおしっこをもらしてしまう。どうしてですか？」と聞かれます。

これは病気ではなく、オチンチンの構造をよく理解されていないために起こることです。

オチンチンは チクワの
ようでは ありません

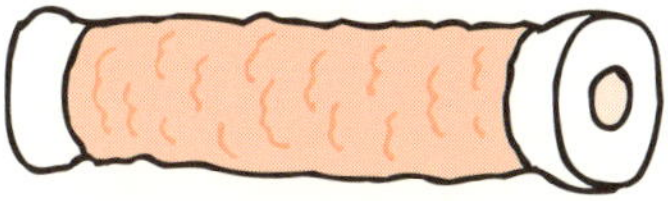

尿道は下側を通っています

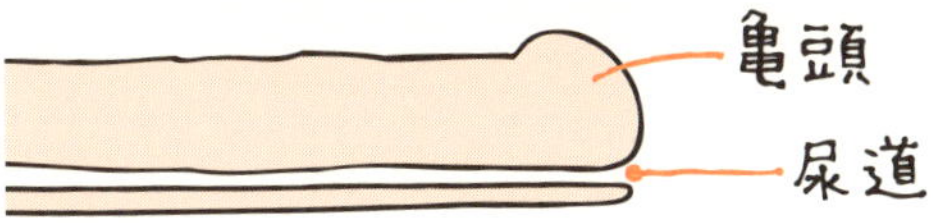
亀頭
尿道

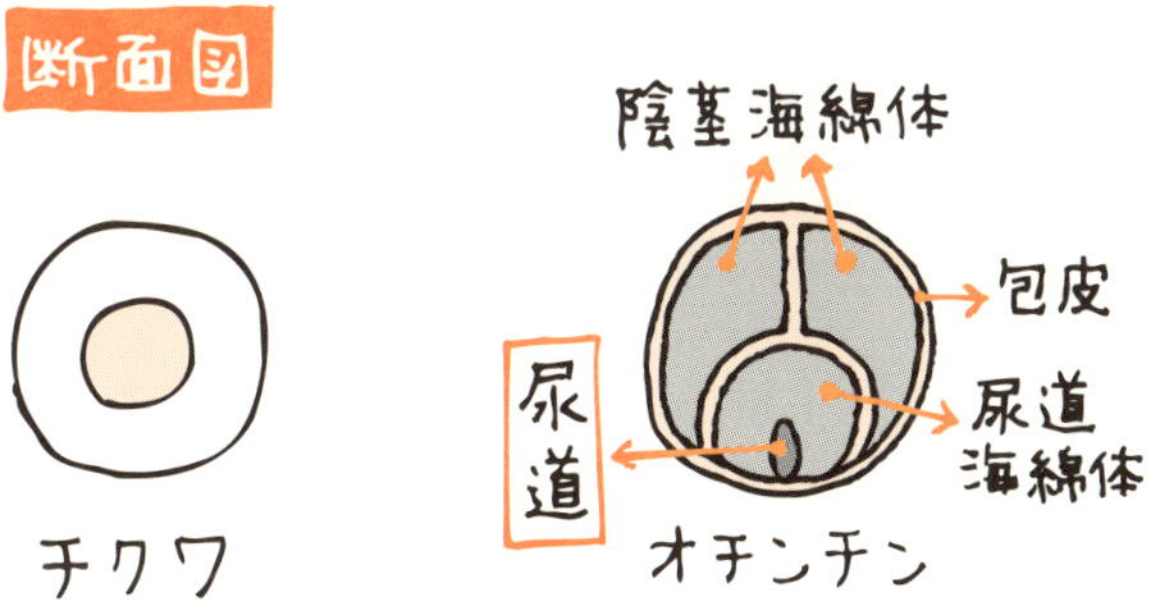
断面図
陰茎海綿体
包皮
尿道
尿道海綿体
尿道
チクワ
オチンチン

オチンチンの下側を圧迫しないで

オチンチンの裏側の皮膚一枚のところを尿道が走っているので、パンツの下げ方が不完全だとパンツのゴムが尿道を圧迫します。おしっこが満杯で膀胱の圧力が高いときは、多少圧迫されてもおしっこは出せますが、おしっこの量が減って圧力が少なくなると止まってしまいます。ここでパンツを引き上げるとゴムの圧迫が取れ、残っていたおしっこが出てしまうのです。

大人の男性は長年の経験から、ペニスを圧迫しないようにしておしっこをしているのですが、その理由は案外知らない人が多いようです。

小さい子の場合は十分にパンツを下げておしっこをさせてください。また、便器での排尿訓練をするときには、オチンチンを上下に持つのではなくて左右にはさむように持ってください。上下にはさむと尿道を圧迫することになります。

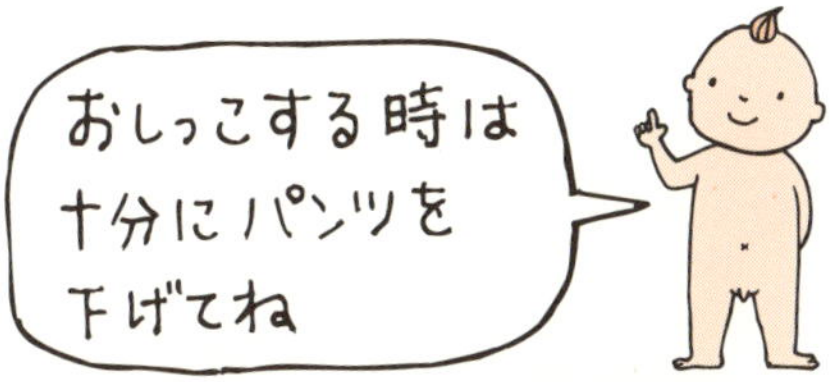
おしっこする時は
十分にパンツを
下げてね

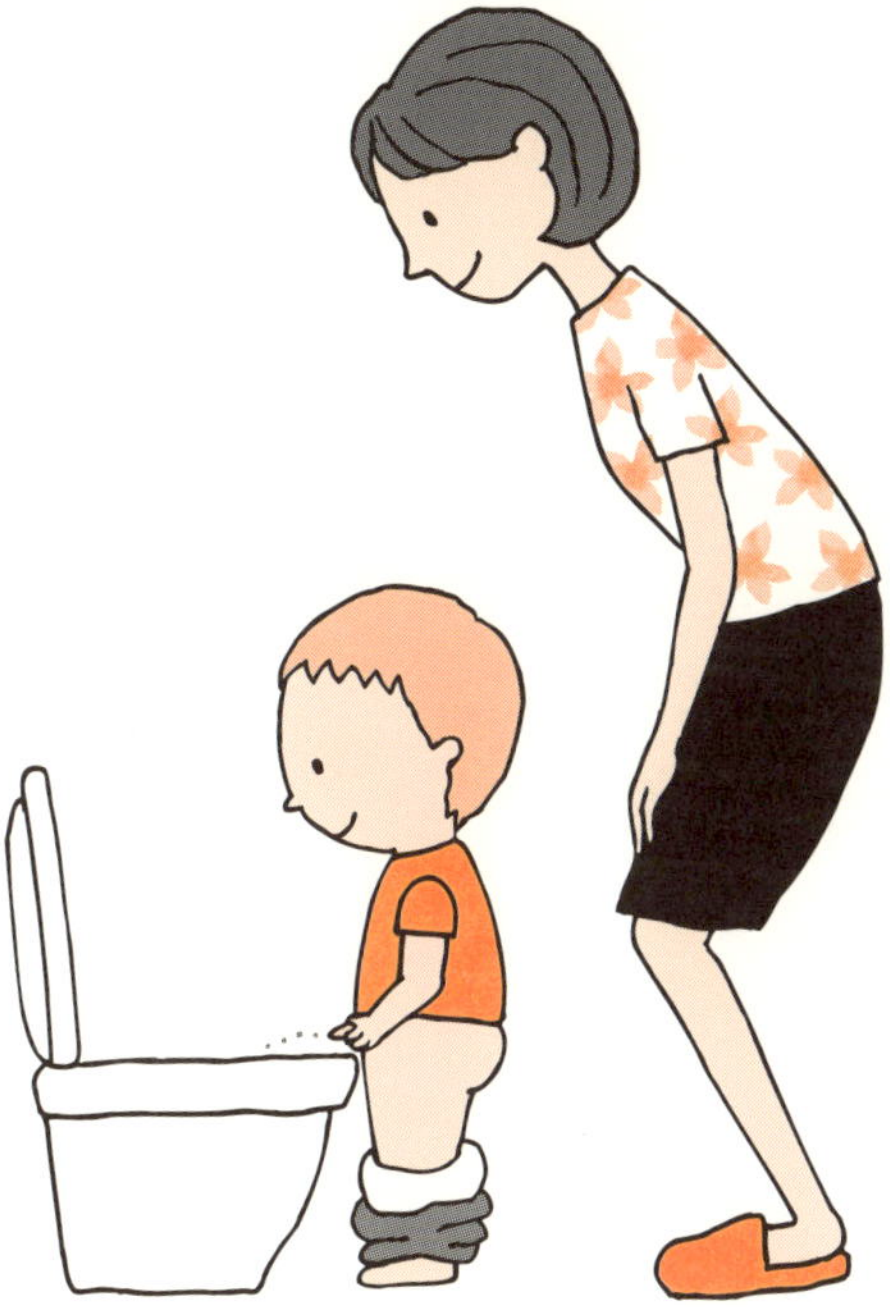

恥垢を洗い流す

赤ん坊や子どものオチンチンは包皮に包まれているので、亀頭と包皮の間に恥垢という白い粉チーズのような垢《あか》がたまります。恥垢は分泌物におしっこや細菌がついた不潔なものですから、気がついたら包皮をやさしく下げて洗い流すようにしましょう。

お湯をかけても落ちないときは、石鹸の泡を恥垢の上にのせてから濡れたガーゼでやさしく拭くといいでしょう。包皮ははじめは下げにくくても、繰り返すうちに下げやすくなります。洗ったあとは包皮を元に戻しておきます。

この恥垢を放っておくと、固まって平べったい石のようなものになり、しこりができたと勘違いすることがあります。こうなるとお母さんが心配して子どもを泌尿器科へ連れてくるというケースが時々あります。

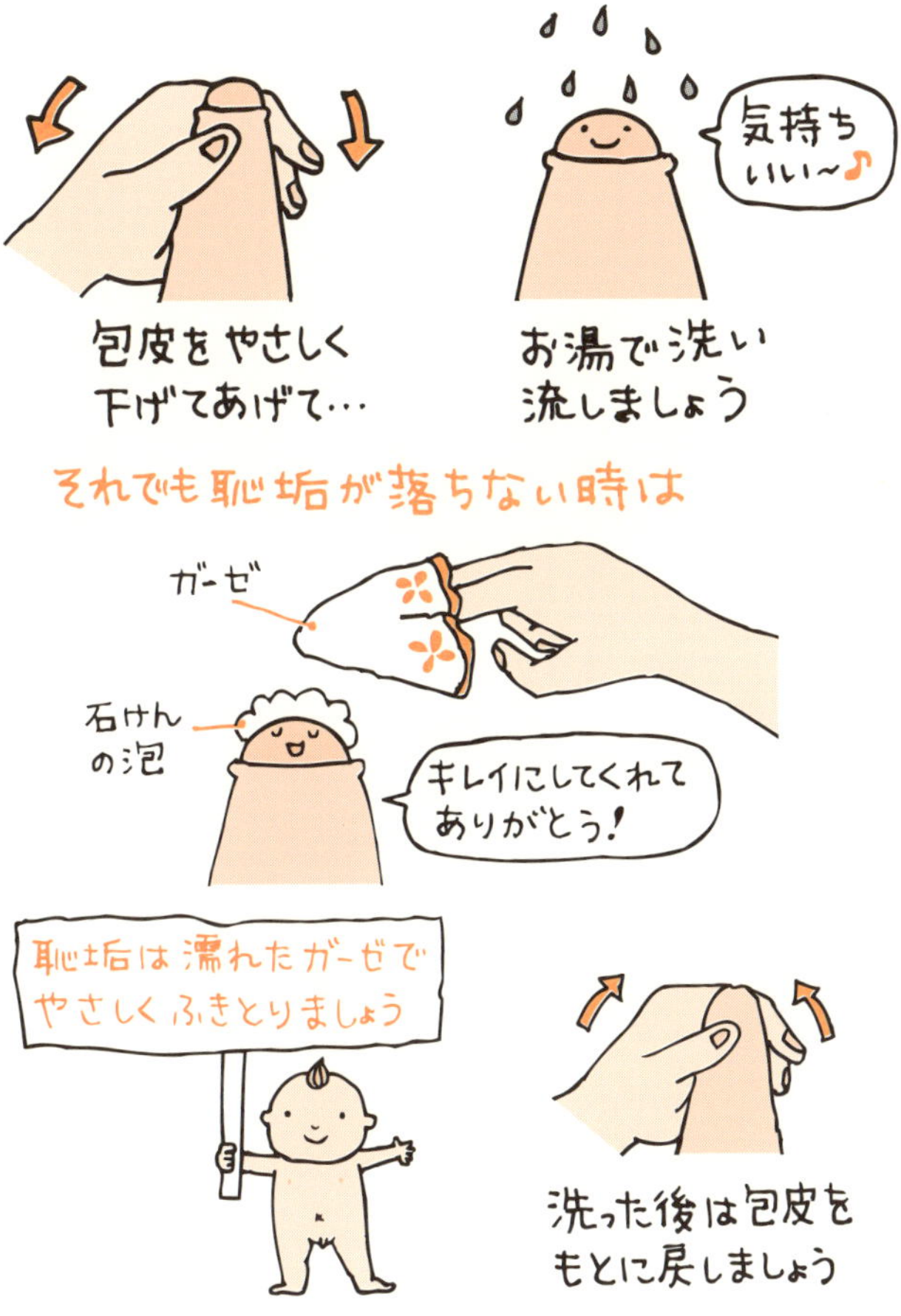
気持ちいい〜♪
包皮をやさしく下げてあげて…
お湯で洗い流しましょう
それでも恥垢が落ちない時は
ガーゼ
石けんの泡
キレイにしてくれてありがとう!
恥垢は濡れたガーゼでやさしくふきとりましょう
洗った後は包皮をもとに戻しましょう

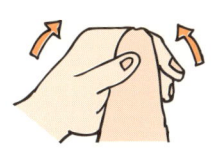

オチンチンにしこり？恥垢のかたまりです

先日も「この子のオチンチンに何か入っている」と言って、お母さんが幼稚園児を連れてきました。近所の小児科医に診てもらったら「すぐに専門の先生に診てもらうように」と言われたそうです。

薄い皮を通して、オチンチンの先から2センチぐらいの場所に、オチンチンを取り巻くように何かが見られます。さわってみると皮より少し硬めの薄黄色の恥垢のかたまりでした。亀頭と包皮との癒着があると、その隙間に溜まってしまうのです。この癒着がはがれてくれば、自然に出てきます。無理に癒着をはがしたり、強く皮を下げたりすると、はがされた場所が赤くなって炎症をおこします。赤く腫れてきて痛みも出ますので、絶対に無理は禁物です。

包皮を下げるのが怖くてできないというお母さんは、一度泌尿器科の医者に実地に教えてもらうといいでしょう。

普通よく見られる恥垢は包皮の内側にあって、直接洗い流すことはできません。恥垢がたまっていること自体は病気ではないので放置します。無理に取り出す必要はありません。

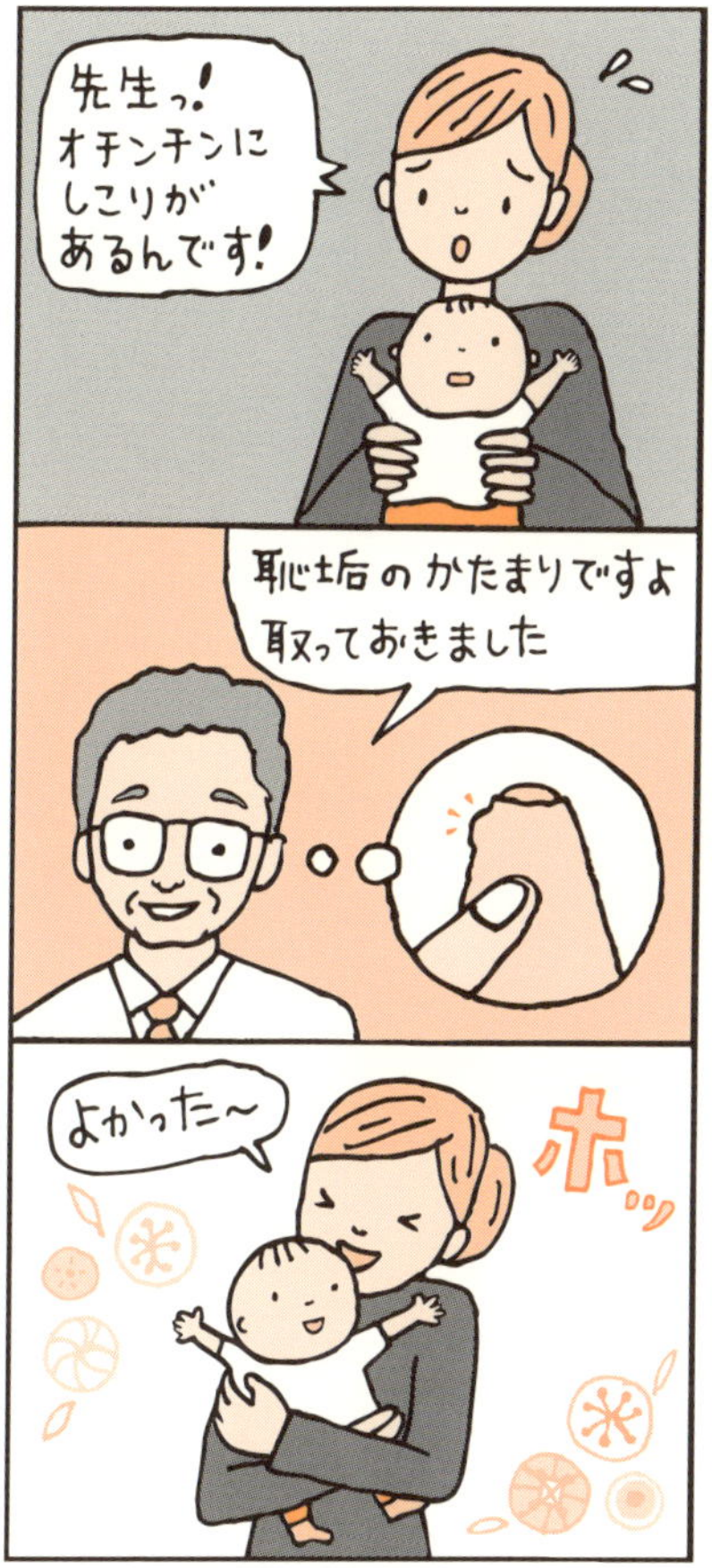
先生っ！
オチンチンにしこりがあるんです！
恥垢のかたまりですよ
取っておきました
よかった～
ホッ

プールが原因のオチンチントラブルが増加中

このところ暑い日が続くなと思っていたら、立て続けにオチンチンが赤くただれた亀頭包皮炎の子どもがお母さんに連れられて来ました。

「プールで遊んだでしょう?」と聞くと、お母さんはびっくりして「昨日プールへ行きましたけど……」と言って、不思議そうな顔をします。

この亀頭包皮炎の犯人は、プールの水なのです。

学校のプールはそれほどでもないのですが、遊園地や公園などのプールにはクレゾールなどの消毒剤がいっぱい入っています。しかも真夏の強い日差しが照りつけて浅いプールの水が蒸発して濃縮される。それでデリケートなオチンチンがただれてしまうのです。

プールからあがったら、すぐ真水で体を洗って、パンツに履き替えさせてやれば、こういうことにはならないのですが、水泳パンツのまま砂遊びなどをさせているると思わぬことになりますから、ご用心ください。

なお、パンツに残った洗剤や漂白剤などでかぶれたり、腫れたりする皮膚の敏感な子もいます。その場合は、石鹸を使うなど気をつけてあげてください。

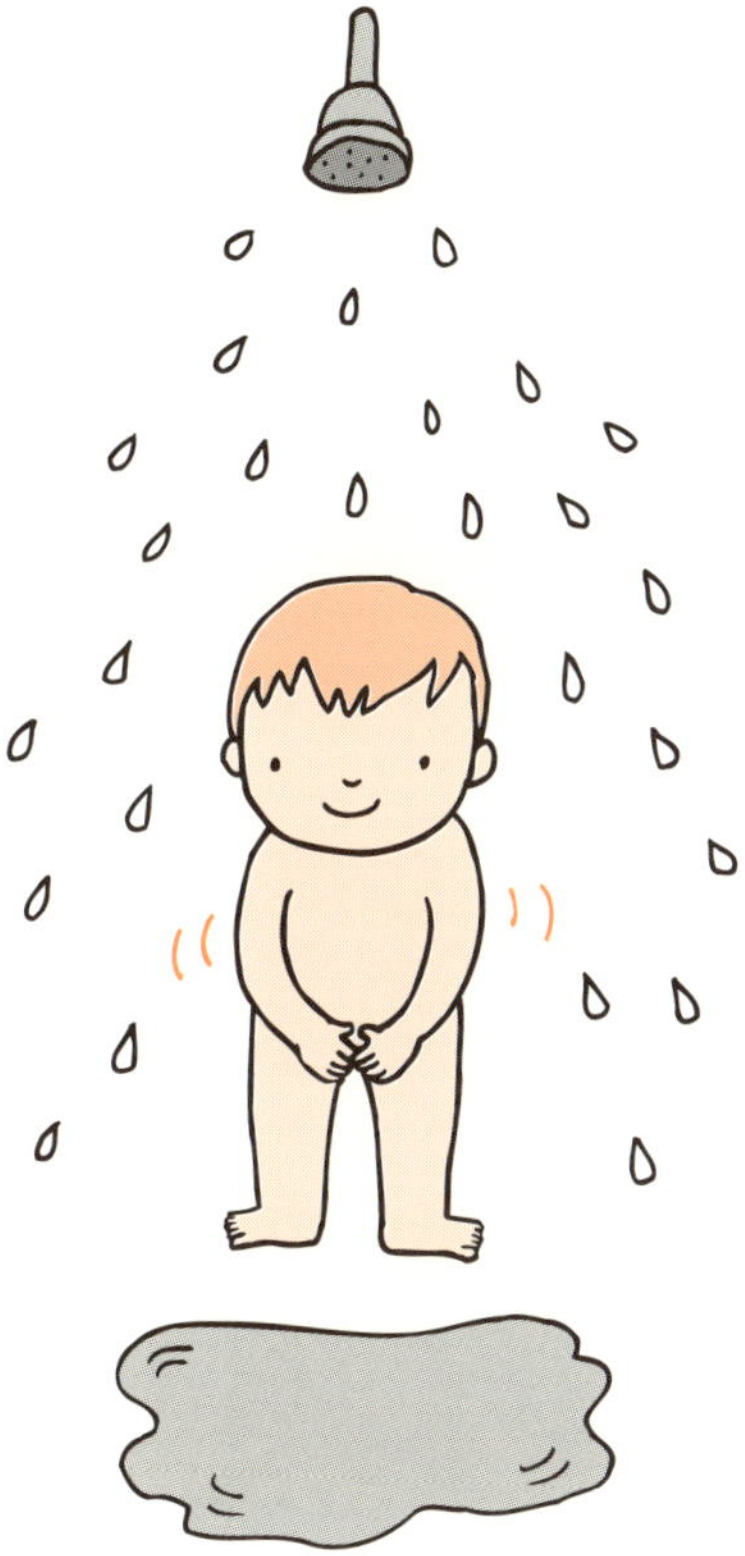
プールから 上がったら
シャワーで体を洗いましょう

みんなおもらししながら大きくなった

赤ちゃんの頃は、おもらしどころかおむつの中におしっこをしたい放題していたのですから、パンツになったからといって、急に「おもらししないでね」と言われても、それはムリというものです。パンツに変えてしばらくの間はトレーニング中と割り切って、失敗したら「がんばろうね」と励ましてやればいいのです。子どもはみんなおもらしをしながら大きくなっていきます。もう忘れていますが、私もそうだったでしょうし、お母さん自身もそうだったのではないでしょうか。

おもらしがなくなった子どもでも、下にきょうだいが生まれて赤ちゃんがえりをしたり、怖い思いをしたりするとおもらしをしてしまうものです。

小学校1、2年生ぐらいまでは、ときにおもらしをすることがあります。おおらかに見守ってやりましょう。

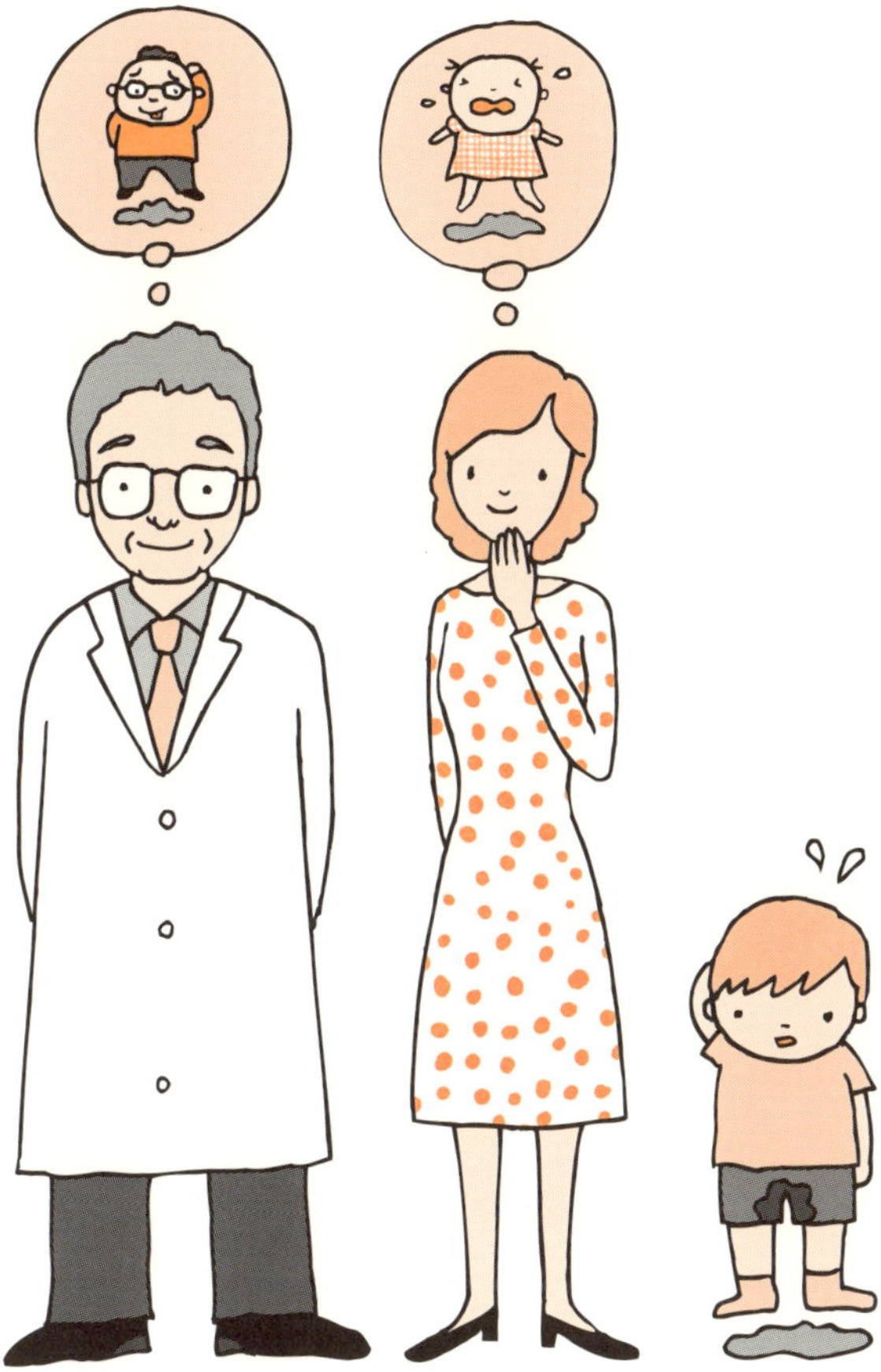

親がオチンチンのケアをしてやるのはいつまで？

これは、お母さんがあれこれ気を回さなくても、たいてい子どもが教えてくれます。子どもがお母さんにオチンチンを見られたりさわられたりするのをいやがるようになったら、止め時です。自分でケアできるように教えてやればいいでしょう。

私の診察室には、よくお母さんが子どもを連れてきます。小学校中学年くらいになると「お母さん、出て行ってよ」と言う子が多いのです。しかし、中学生になっても平気でお母さんの前でオチンチンを見せる子がいます。何事にも例外があるものですね。

まあ、だいたい幼児期から小学校低学年をすぎたら、子どもにまかせればいいでしょう。

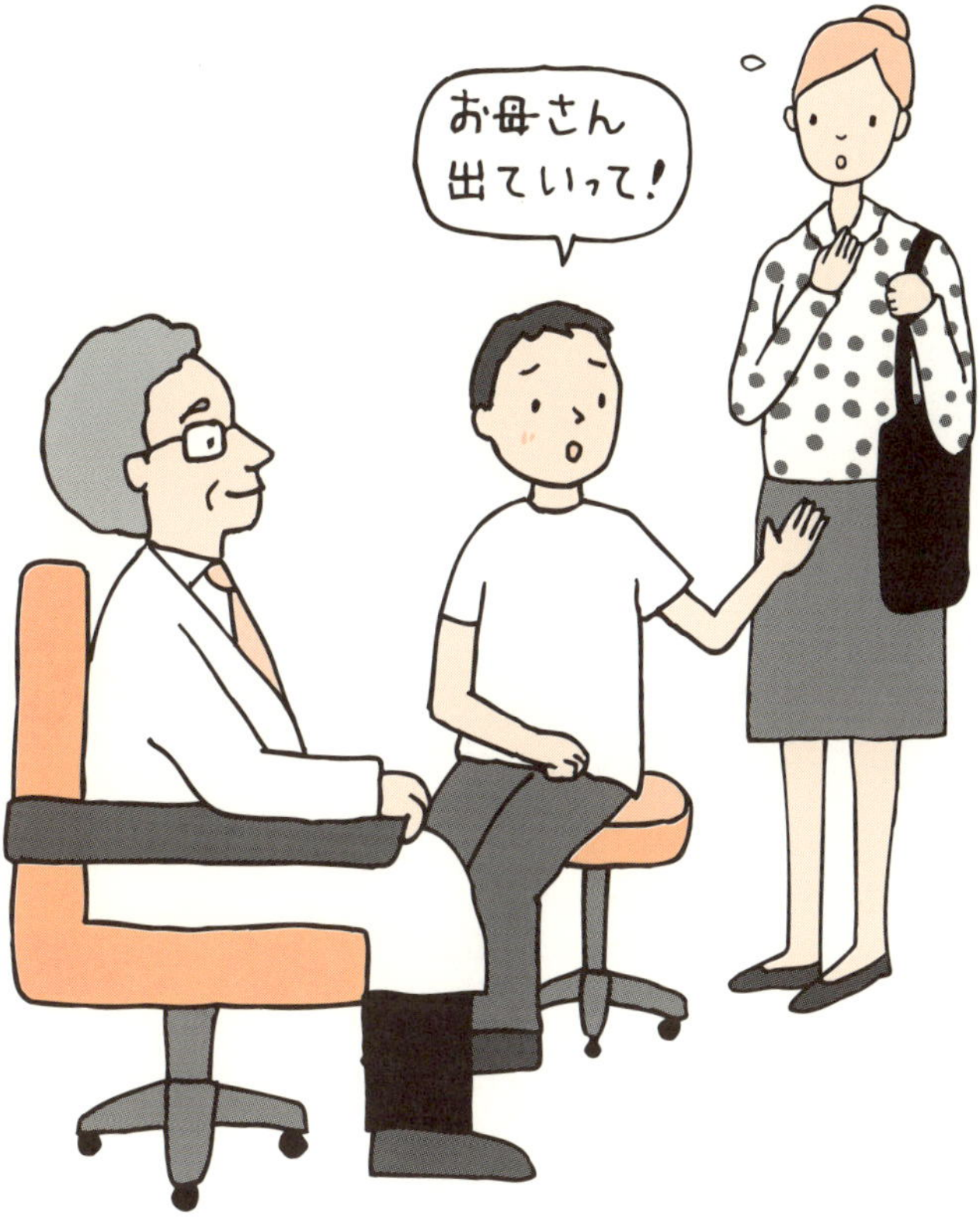
お母さん
出ていって！

オチンチンの成長

子どもの体は思春期に入ると第二次性徴が始まり、劇的に変化します。オチンチンと睾丸が大きくなり、陰毛、腋毛、ひげが生え、精通、声変わりがあり、背が伸び、体つきがゴツゴツしてきます。

第二次性徴が始まるのは、男の子の場合はだいたい11歳から13歳頃ですが、個人差が大きく、9歳頃から始まる子もいれば、16歳頃に始まる子もいます。

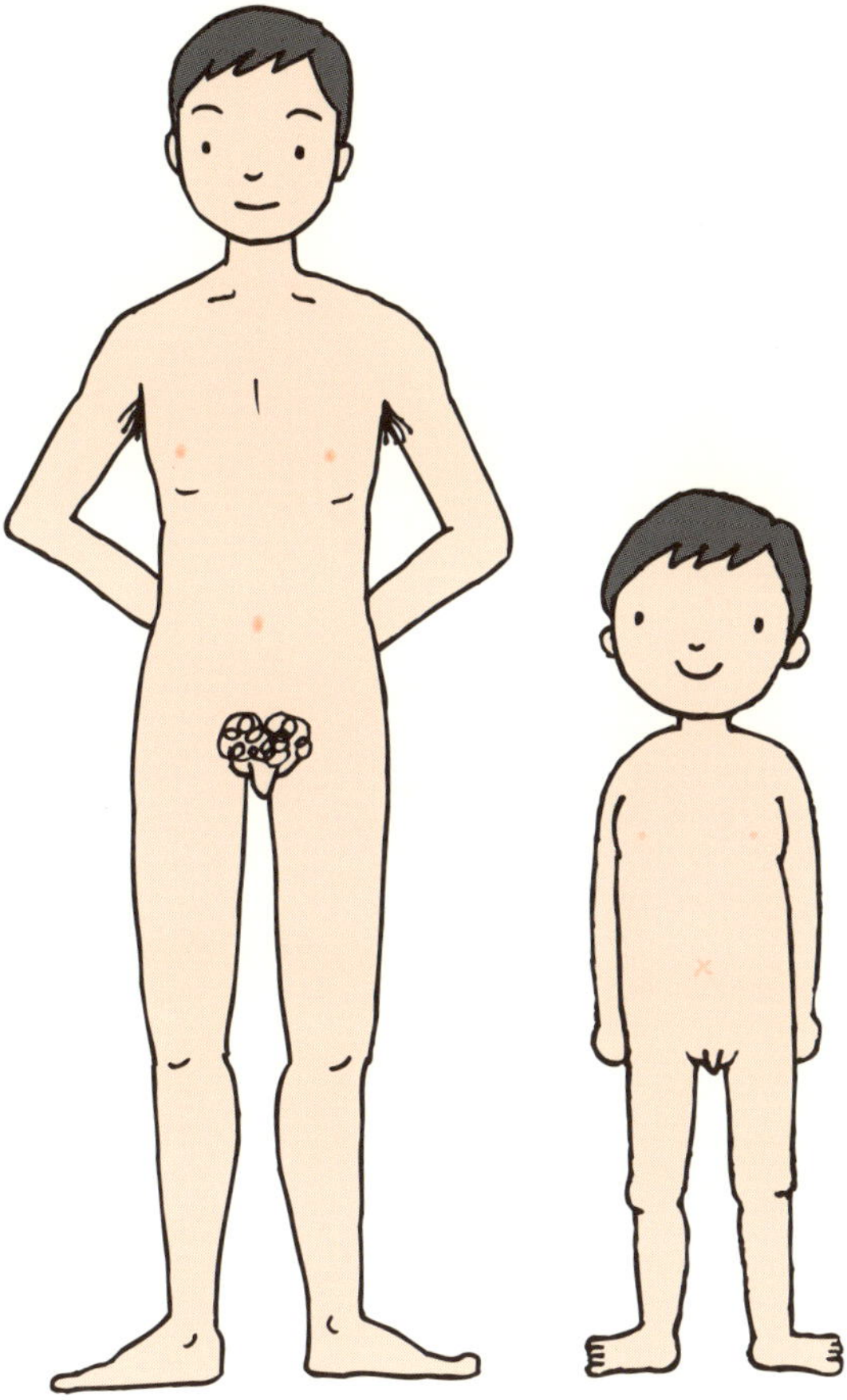

5

お父さんへのメッセージ

婦人科はあるが、男性科はない。男性科にあてはまるのが泌尿器科である。

私が医学部を卒業して泌尿器科に入局した折には、他学部へ行った高校の同級生たちは皆がっかりした。「内科なら診てもらえるのに」と。

ところが泌尿器科が何の病気を治すところかが分かってくると、反転、皆よろこんだ。

男性は各々の年代で異なった悩みを持つものだ。思春期では包茎のこと、結婚すれば早漏のこと、中年ではEDのこと、初老では前立腺肥大のこと、晩年では尿もれのことなど、一生悩

column

み続けるのだ。そのお相手をするのが、私、泌尿器科医である。酒の席ではいつも主役である。皆よろこんでいる。

さて、子どもを風呂に入れるとき、耳や鼻と違ってちょっと気になるのがオチンチンである。

かつてオチンチンで悩んだことのあるお父さんは、同じ歴史をくり返さないよう、祈るだけだ。息子のオチンチンに幸いあれと。

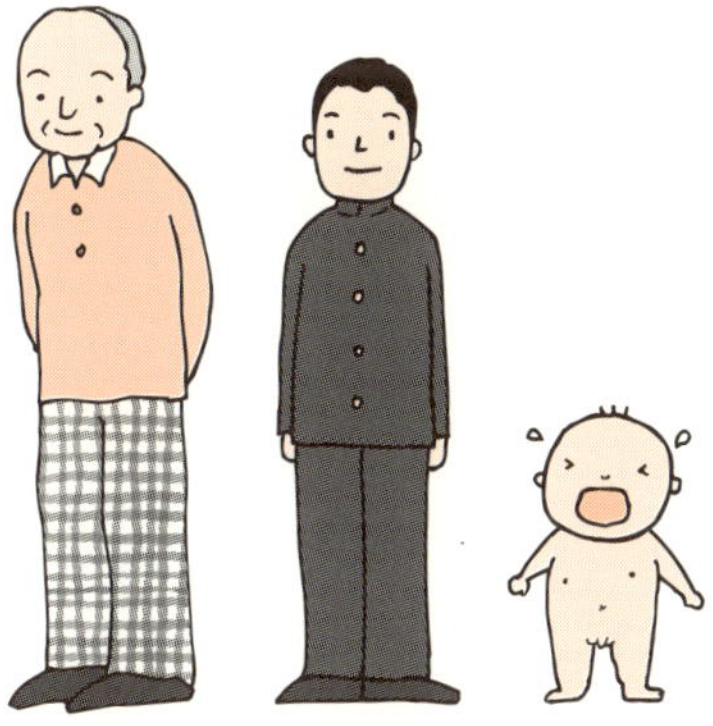

2章

睾丸といんのうの話

睾丸はなぜ外にブラ下がっているの？

女性の卵巣はお腹の中に大事にしまわれているのに、男性の睾丸はなぜ外にブラ下がっているのでしょう？

実は睾丸にとってお腹の中は暑すぎるのです。睾丸の機能がちゃんと働くためには、体温より2～3度低めの温度のほうが具合がいいのです。だからお腹の外に出ているのです。

♪たんたんタヌキの金玉は～か～ぜにふかれてブ～ラブラ♪　という子どもたちの大好きな替え歌がありますが、風にふかれるのはタマタマを冷やすためだったのですね。

犬も猫もタヌキも、哺乳類のオスがみんな睾丸を外にブラ下げているのには、ちゃんとした理由があるのです。

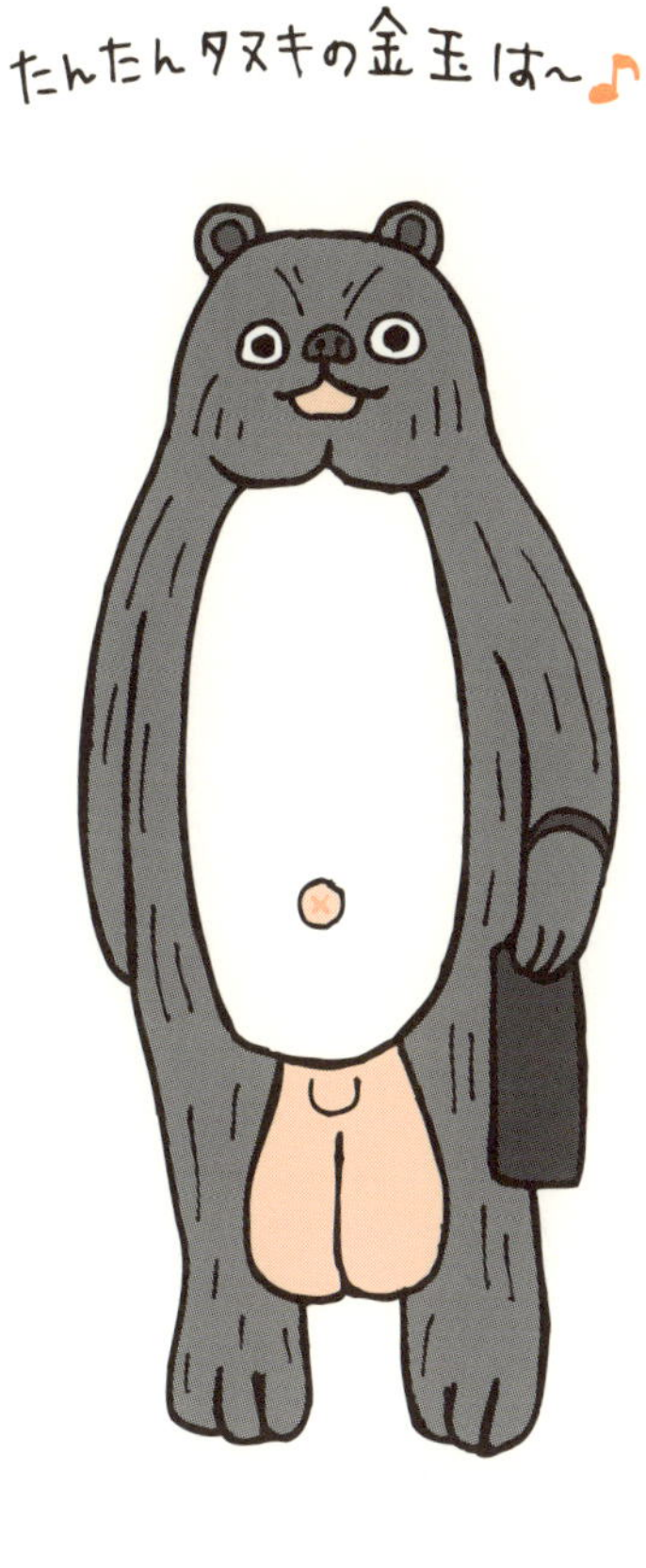
たんたんタヌキの金玉は〜♪

睾丸がない！

坊やの二つの睾丸はお母さんのお腹にいる間は体の中にしまわれています。それが誕生間際になると、そけい管という左右に一本ずつある管を通って、いんのうに降りてきます。赤ちゃんのいんのうを指でそっと押してみると、うずら豆大のやわらかい塊に触れるでしょう。それが睾丸です。

ところが、ときにいんのうを押しても睾丸に触れないことがあります。睾丸が降りてきていないのです。片方だけ降りてきていないケースと二つとも降りてきていないケースとがあります。原因は、そけい管が狭かったりつまっていたりして、睾丸が通れないとか、睾丸についている精索が短すぎて降りられないとか、睾丸そのものの発育に問題がある、などです。

しかし、そんな引っ込み思案の睾丸も、多くは生後1年くらいの間に自然に降りてきますのでご安心を。

1年以上たっても降りてこない場合は「停留睾丸」と言って、睾丸をいんのうの中に降ろす手術をする必要があります。

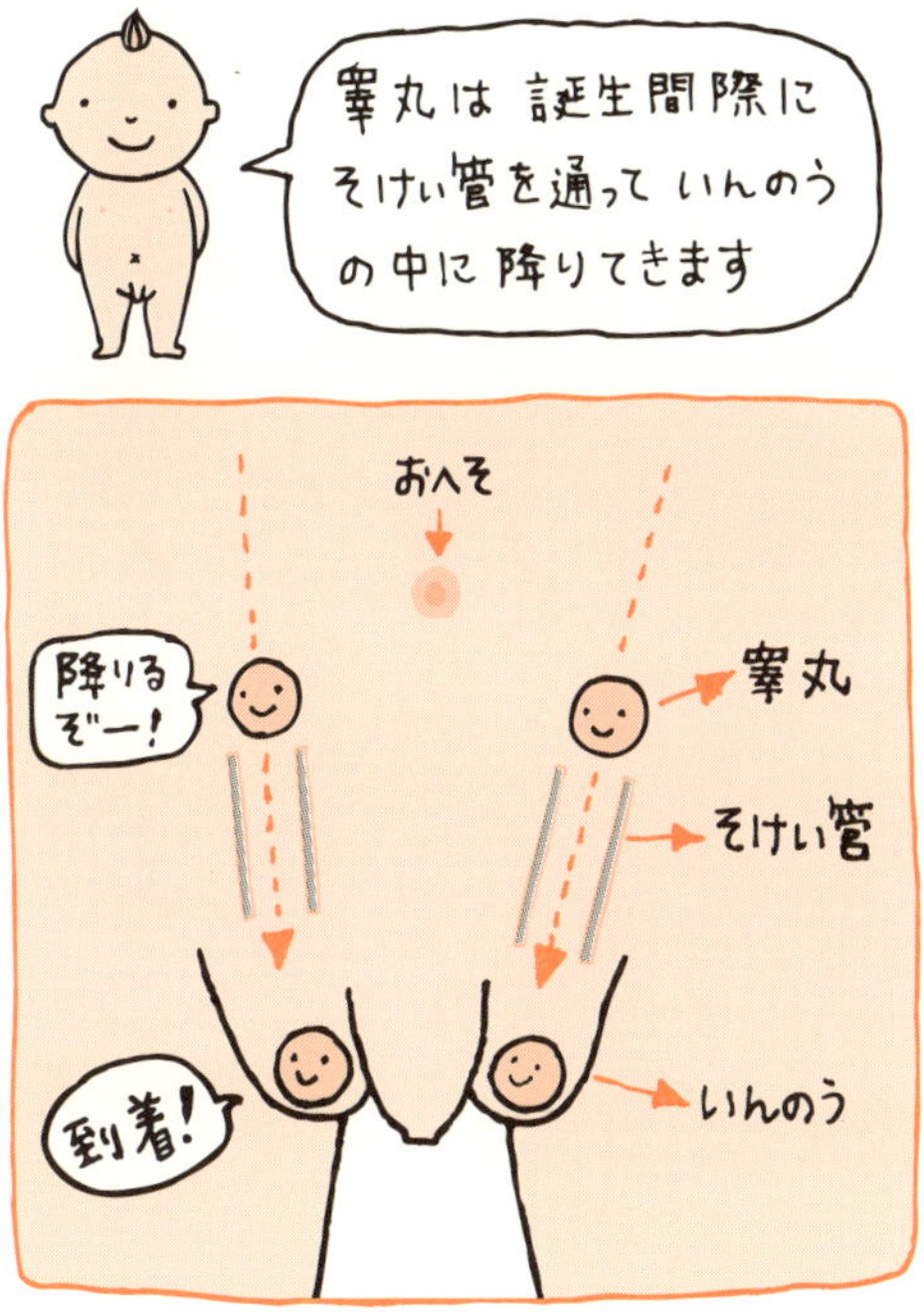
睾丸は誕生間際にそけい管を通っていんのうの中に降りてきます
おへそ
降りるぞー！
睾丸
そけい管
到着！
いんのう

睾丸は上がったり下がったりする

おむつを取り替えるときなどに観察していると、いんのうの中で睾丸が上下に動いているのが分かります。睾丸は体温より少し低い温度が好きなので、ふだんは体から離れてブラ下がっています。しかし、外が寒いときは逆にお腹にくっついて温めてもらおうとします。つまり睾丸は快適な温度を求めて、暖かいときは下がり、寒いときは上がるのです。

もう一つ睾丸を動かす原因に、恐怖と緊張があります。昔から「金玉が縮み上がるほど怖かった」と言いますが、怖いときは睾丸をお腹の中にしまってしまおうというわけです。

睾丸が上がっているときは、子どものいんのうにさわっても睾丸に触れず、「睾丸がない！」と不安になるかもしれませんが、お風呂などで体を温めてやると、ちゃんと睾丸が下がってきますので、心配御無用です。

私たち医師が赤ちゃんの診察をするときには、睾丸がお腹の中に逃げ込むのを十分に予測して、オチンチンの根元の両脇を押さえておきます。こうして逃げ道をふさいでおくのです。

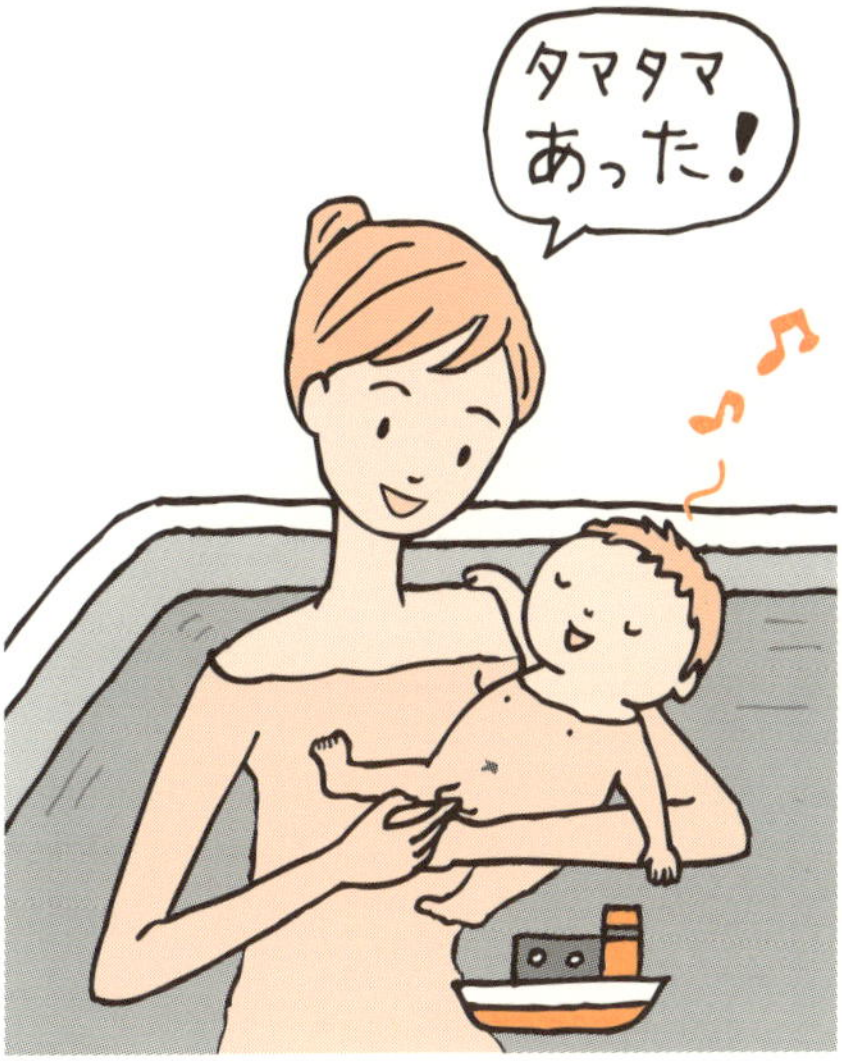

寒いと縮み、暖かいと伸びるいんのう

睾丸は快適な温度を求めていんのうの中を上下しますが、いんのう自体も伸び縮みして温度調節の手助けをします。

いんのうはシワシワのふくろですが、寒いときはシワをギュッと縮めて冷えすぎないようにし、お風呂上がりのときはお湯で温められた睾丸を急いで冷やすため、シワをダラーンと伸ばし表面積を広げて放熱します。車のラジエーター（放熱器）をはるかに超える、高級な温度調節機能を持っているのです。

それにしても睾丸はよっぽど快適な温度にこだわっているようですね。

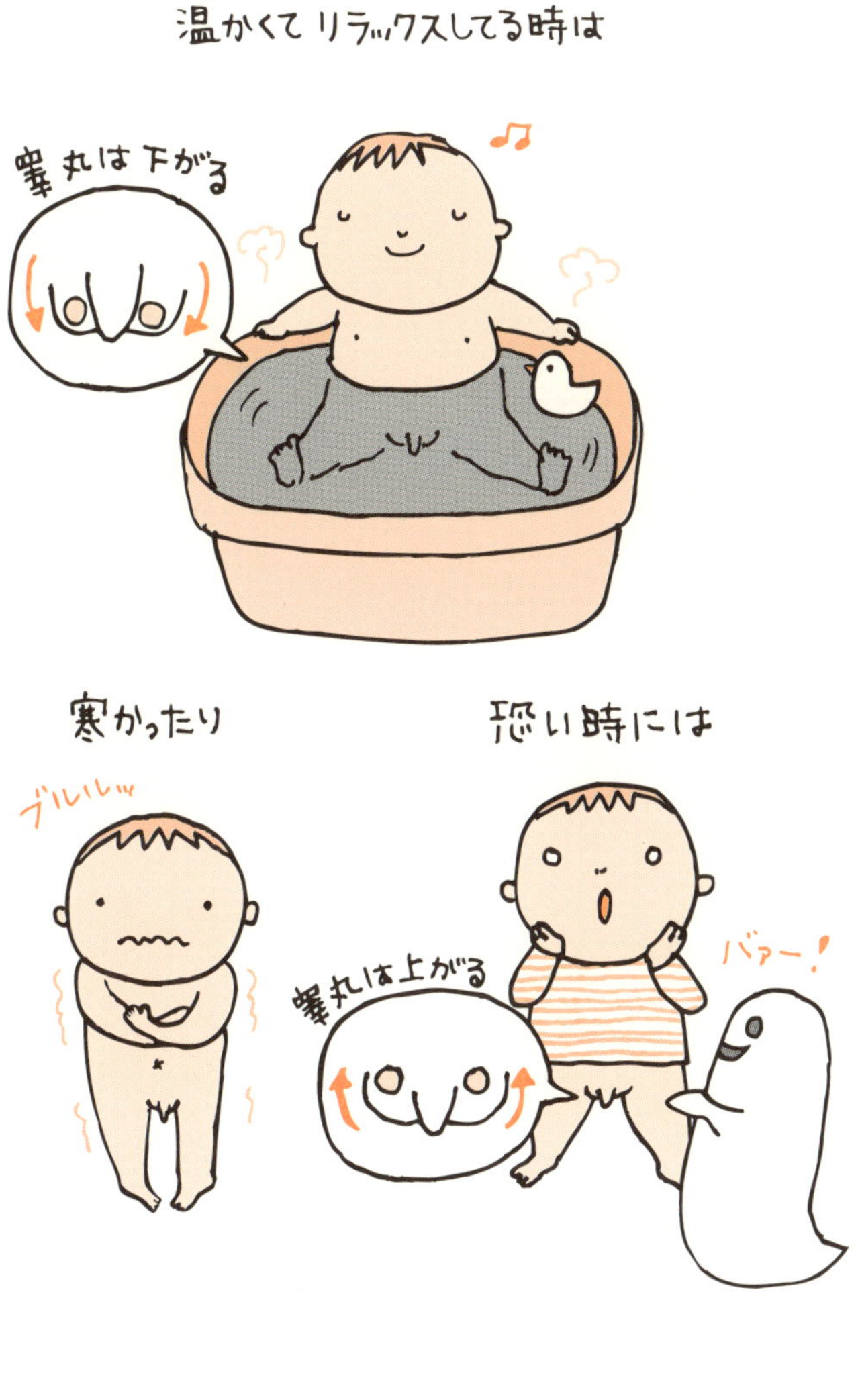
温かくてリラックスしてる時は
睾丸は下がる
寒かったり
ブルルッ
恐い時には
睾丸は上がる
バァー！

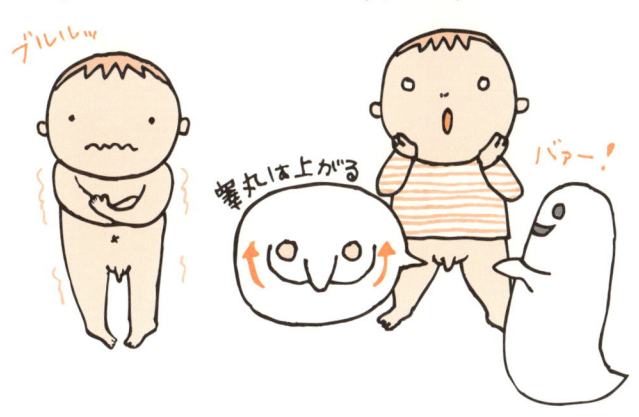

一に睾丸、二にペニス

「睾丸とペニスとではどっちが大事？」と問われたら、お母さんはどう答えますか？

「ペニスのほうが大事」と答えるお母さんがかなりいらっしゃるのでは？　その気持ち、分かります。

しかし、睾丸には精子を作り、男性ホルモンを分泌するというペニスにはできない二つの大事な働きがあります。睾丸の働きがなければ、ペニスはただおしっこを出すだけの器官になってしまうでしょう。

どっちも大事だけれど、医学的には睾丸のほうがよりいっそう大事と言えるでしょう。

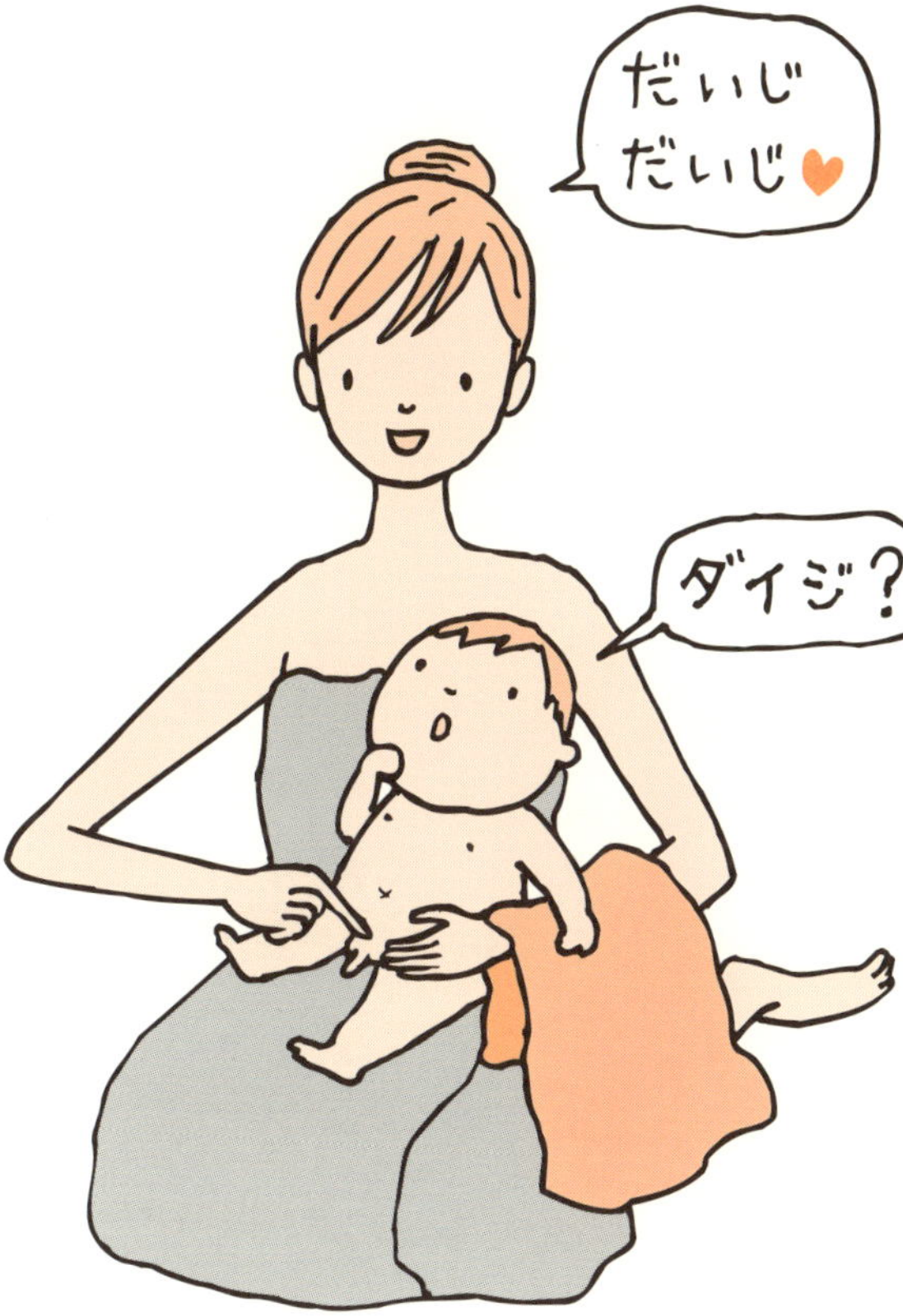
だいじ
だいじ
ダイジ？

睾丸はイタい！

テレビの野球中継で、ボールが股間に当たった選手が痛がってピョンピョン飛び跳ねる――そんなこっけいな場面を見ることがありますね。女性には分からないでしょうが、あれは本当に痛い！

睾丸は男の急所と言われるように、とても打たれ弱い器官です。それを逆手に取れば、女性の強力な武器にもなります。たとえば痴漢にあったとき、ここにケリを入れれば、相手は悲鳴を上げて逃げ出すこと間違いなし。ただし、絶対に相手を間違えないように。

それと、これを夫婦喧嘩に使うことはご法度ですぞ。

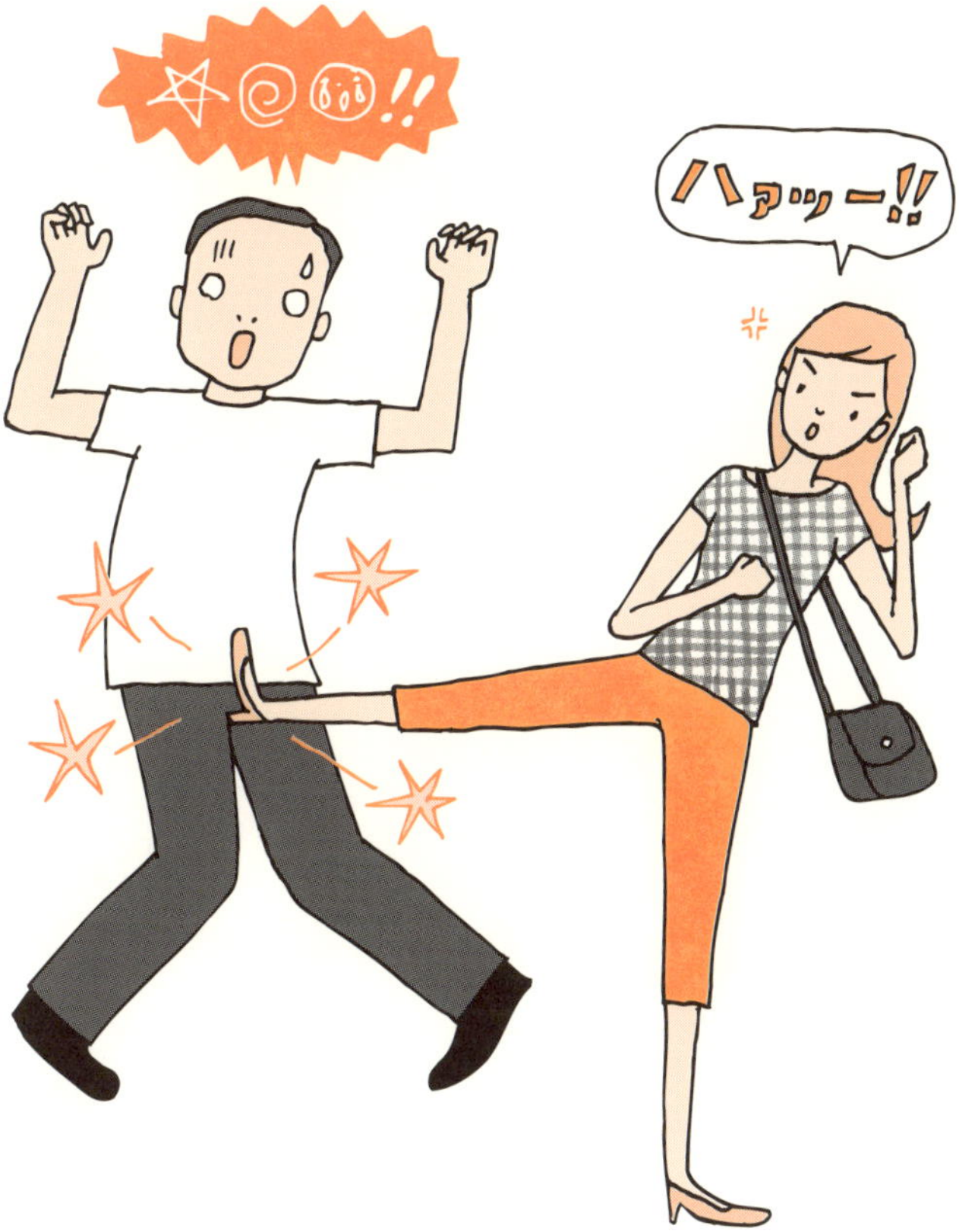
ハァッー!!

いんのうの左右の大きさが違う

坊やのいんのうの左右の大きさがはっきりと違う場合には、治療を要するケースがありますので、よく見てあげてください。これを見るには、風呂で温まって睾丸が下がったときが一番いいでしょう。

片方がはっきり小さいという場合は、片方の睾丸が降りていないか、片方の発育が悪いか、生まれつき1個しかないか、の三つが考えられます。

片方がはっきり大きいという場合は、片方のいんのうに水がたまる睾丸水瘤、そけい管から小腸が降りてきていんのうが腫れるそけいヘルニア、おたふく風邪からくる睾丸炎、まれに悪性腫瘍が考えられます。

いずれにしても、目で見てはっきり大きさが違ったら泌尿器科で診てもらってください。

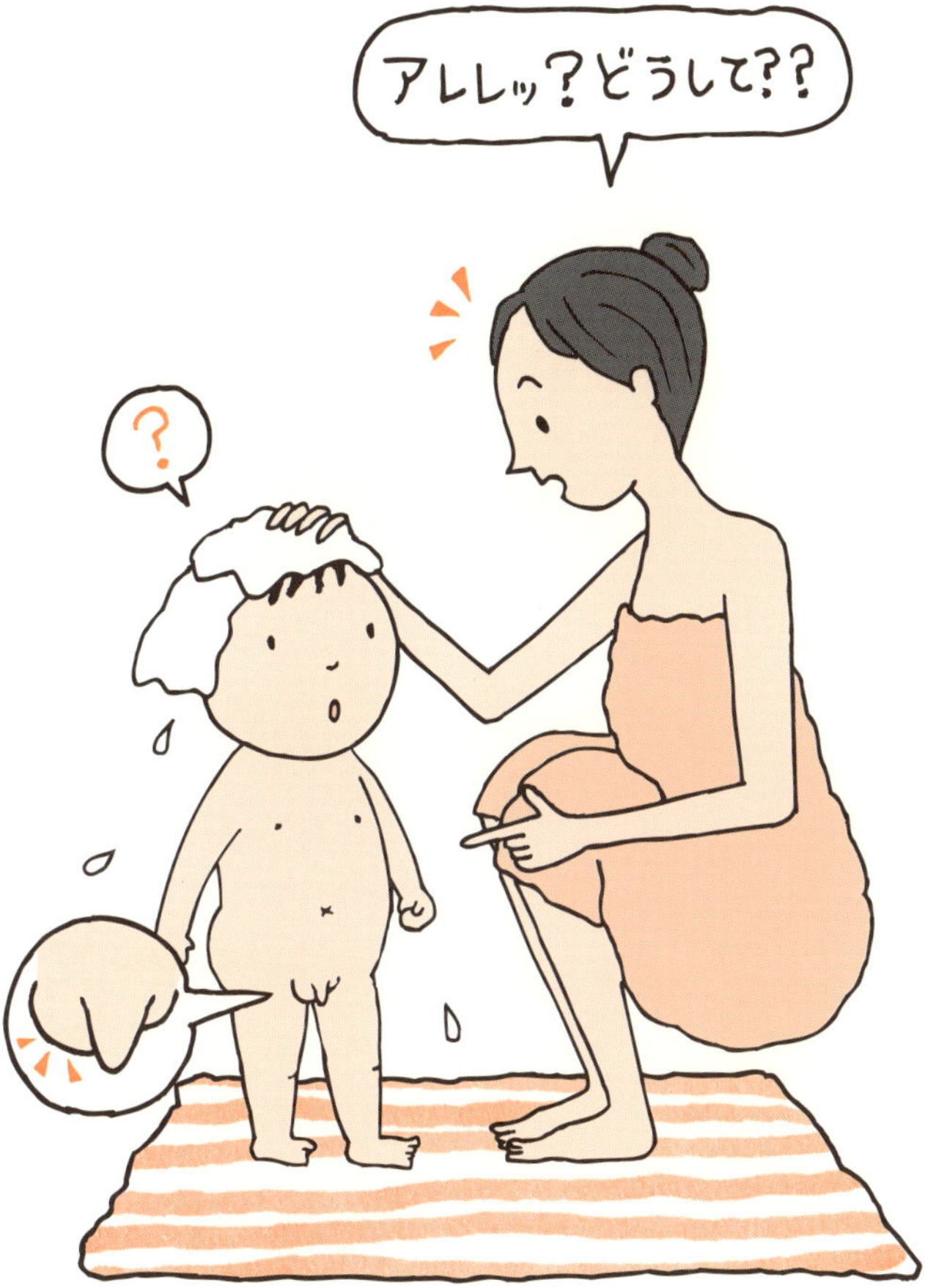
アレレッ？どうして？？
？

睾丸が喜ぶパンツ、悲しむパンツ

睾丸は他の器官と違って体温より2、3度低めが快適な温度なのです。（112ページ参照）だから、睾丸は体から少し離れてブラ下がっているわけです。

それを考えると、ゆったりしたトランクスと睾丸を股に押し付けるようなぴっちりしたブリーフとではどちらがいいか、分かりますね。ズボンも同じことです。

ポイントは一つ、睾丸の周りにゆとりを持たせるということです。

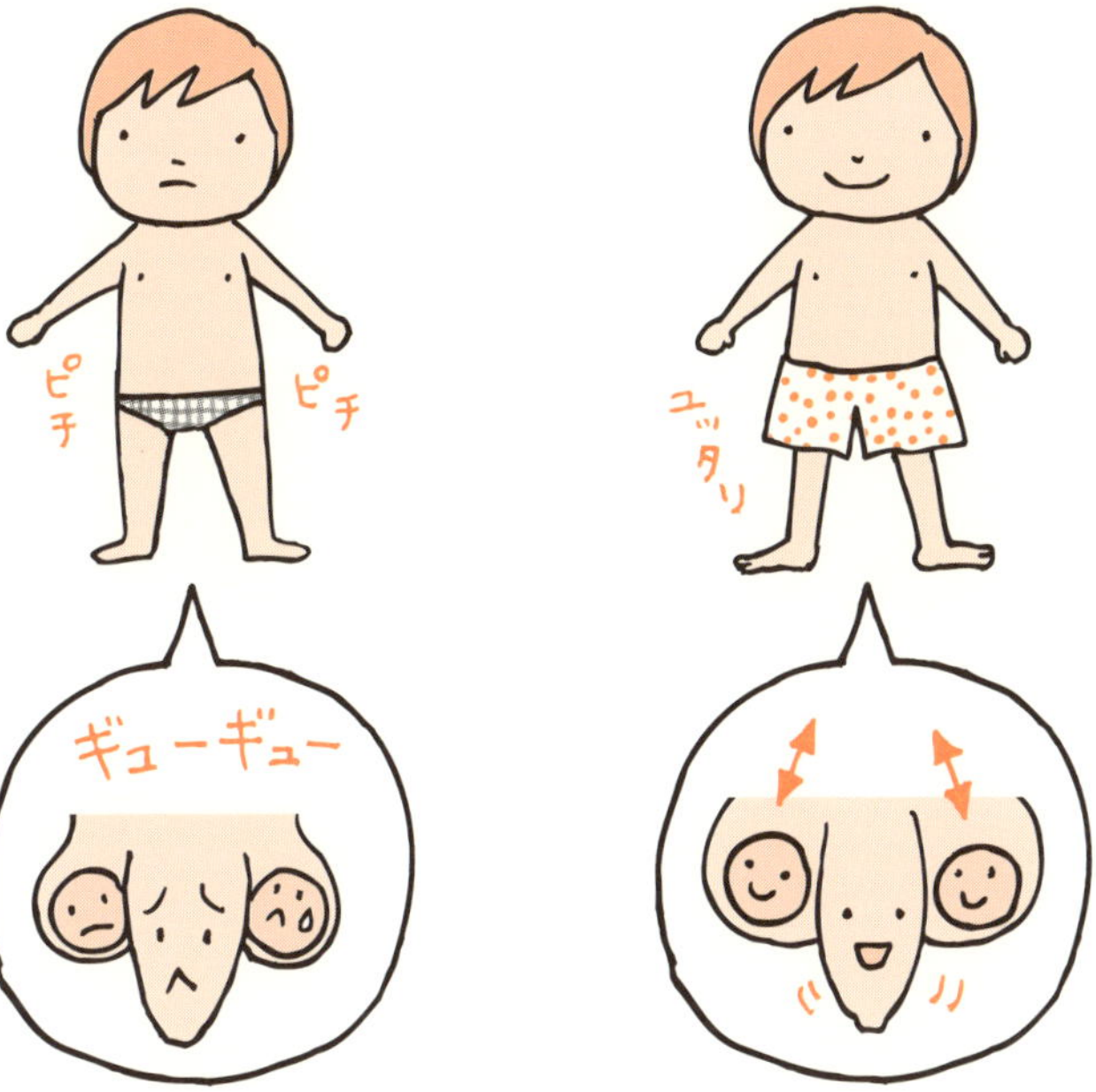
ピチ
ピチ
ギューギュー
ユッタリ

こうがんも
オチンチンも
身動きができず
きゅうくつ…。

こうがんも
オチンチンも
自由に動けて
快適♪

3章
オチンチンの病気の話

亀頭包皮炎（きとうほうひえん）

乳幼児の患者さんで一番多い病気です。

亀頭と包皮の間に汚れがたまり、そこに細菌が入って粉チーズのような恥垢というものになると前にお話ししましたが、その恥垢の細菌が増殖して、亀頭に炎症を起こす病気です。

亀頭が赤く腫れ、進行すると膿《うみ》が出てきます。

オチンチンをかゆがったり、おしっこをするときに痛がったりするようなときは、オチンチンの先が赤く腫れていないか見てやってください。ただ赤くなっているだけなら、その赤みが消えていくかどうか、1日だけ様子を見てください。消えていくようならかまわないのですが、ひどくなるようだったら、泌尿器科を受診してください。

亀頭包皮炎は抗生物質の入った薬を飲ませれば、3、4日で治ります。

ポイントは膿が出るようになる前に治療することです。膿が出るようになってからだと3、4日ではすまず、治療が長引きます。

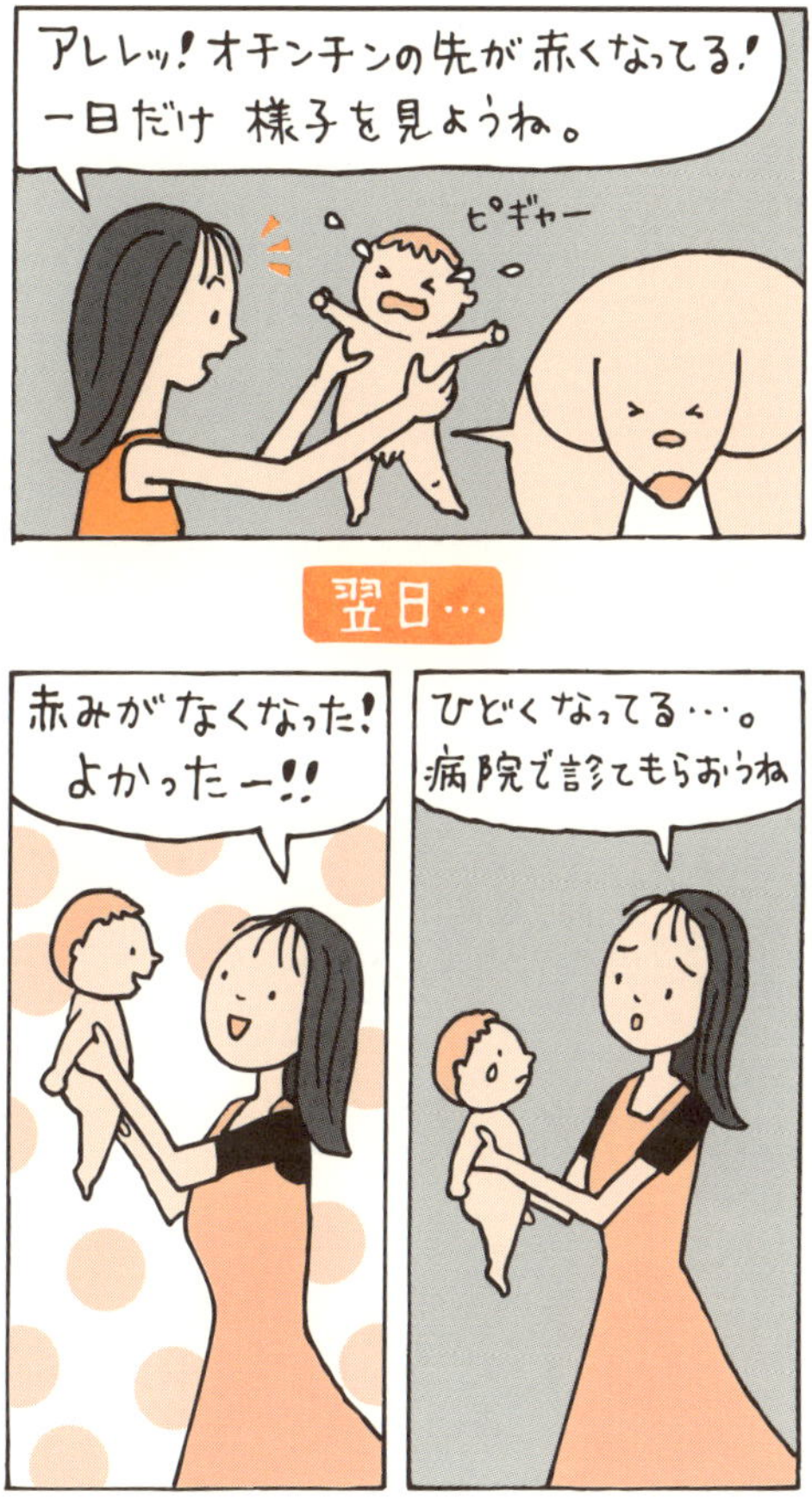
アレレッ！オチンチンの先が赤くなってる！
一日だけ 様子を見ようね。
ピギャー
翌日…
赤みがなくなった！
よかったー!!
ひどくなってる…。
病院で診てもらおうね

亀頭包皮炎は、だいたいは汚れた手でオチンチンにさわることが原因です。

また、恥垢も関係します。亀頭と包皮とがしっかり癒着していて、恥垢がこの中にできた袋の中に入っているうちは良いのですが、癒着が少しはがれたりすると、この恥垢が袋から外に出始めます。細菌にとって恥垢は大変なご馳走ですから、砂糖にたかる蟻のようにオチンチンは細菌だらけになります。

また、遊園地のプールも要注意です。プールの水には消毒の目的で大量の薬品が入れられています。これらの薬に負ける子では、オチンチンの亀頭の部分がただれ、亀頭包皮炎をおこします。水泳が終わったらすぐに水泳パンツを脱がし、水道の水で十分にオチンチンを洗ってください。

洗剤や漂白剤や刺激の強い大人用の石鹸やボディシャンプーなどにかぶれる、といったことも原因になります。

お母さんがやってはいけないことは、勝手にいろんな薬をつけること。メンタムやオロナインなんかをつけると、かえって悪くなりますから、それだけはやらないでください。そもそも亀頭包皮炎は包皮がかぶっている中にばい菌が入っているので、外から薬をつけてもダメなんです。

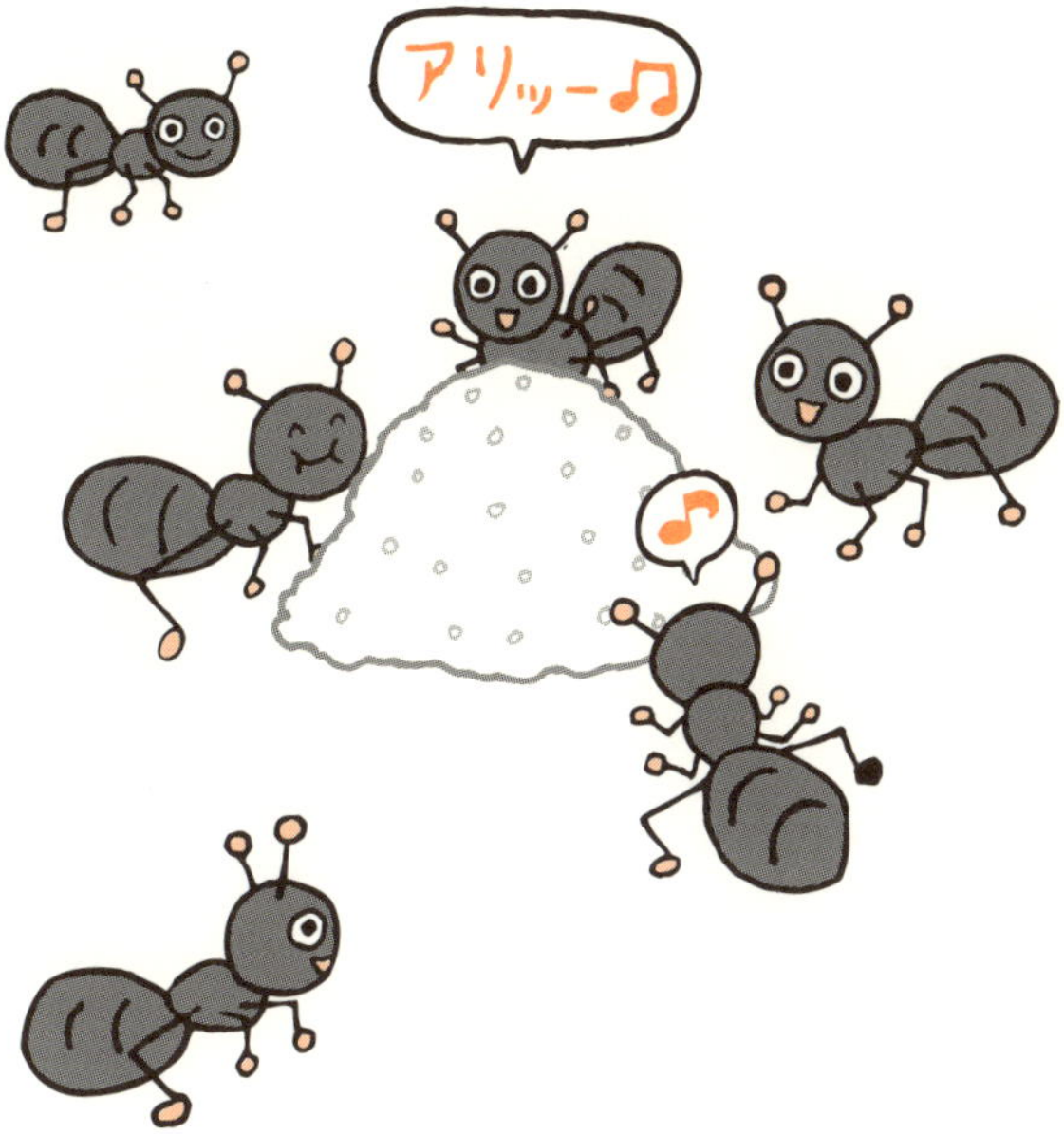

停留睾丸（ていりゅうこうがん）

胎児の睾丸はお腹の中に納められています。それが誕生の少し前にそけい管を通っていんのうの中に降りてきます。ところが、何らかの原因で睾丸が降りられず、誕生後もお腹の中にとどまっているものを停留睾丸と言います。（片方だけのことが多いのですが、まれに両方とも降りていないことがあります）

睾丸は体温より2、3度低めの温度が適温だと前にお話ししましたね。だから体の外に出てブラ下がっているわけです。それができなくて体の中にとどまっていると、体の中は睾丸にとって暑すぎるため、睾丸の正常な発育や作用が妨げられるのです。放置しておくと無精子症や乏精子症といった男性不妊症になったり、悪性腫瘍になる可能性がありますので、早めに受診することをお勧めします。

ただ、停留睾丸の約半数は生後1年の間に自然にいんのうの中に降りてきますので、1年間は様子を見て、満1歳をすぎても睾丸が降りてこない場合は手術で治してあげる必要があります。睾丸の発育が悪くて降りてこない場合は、まずホルモン注射で発育を促してから手術を考えます。

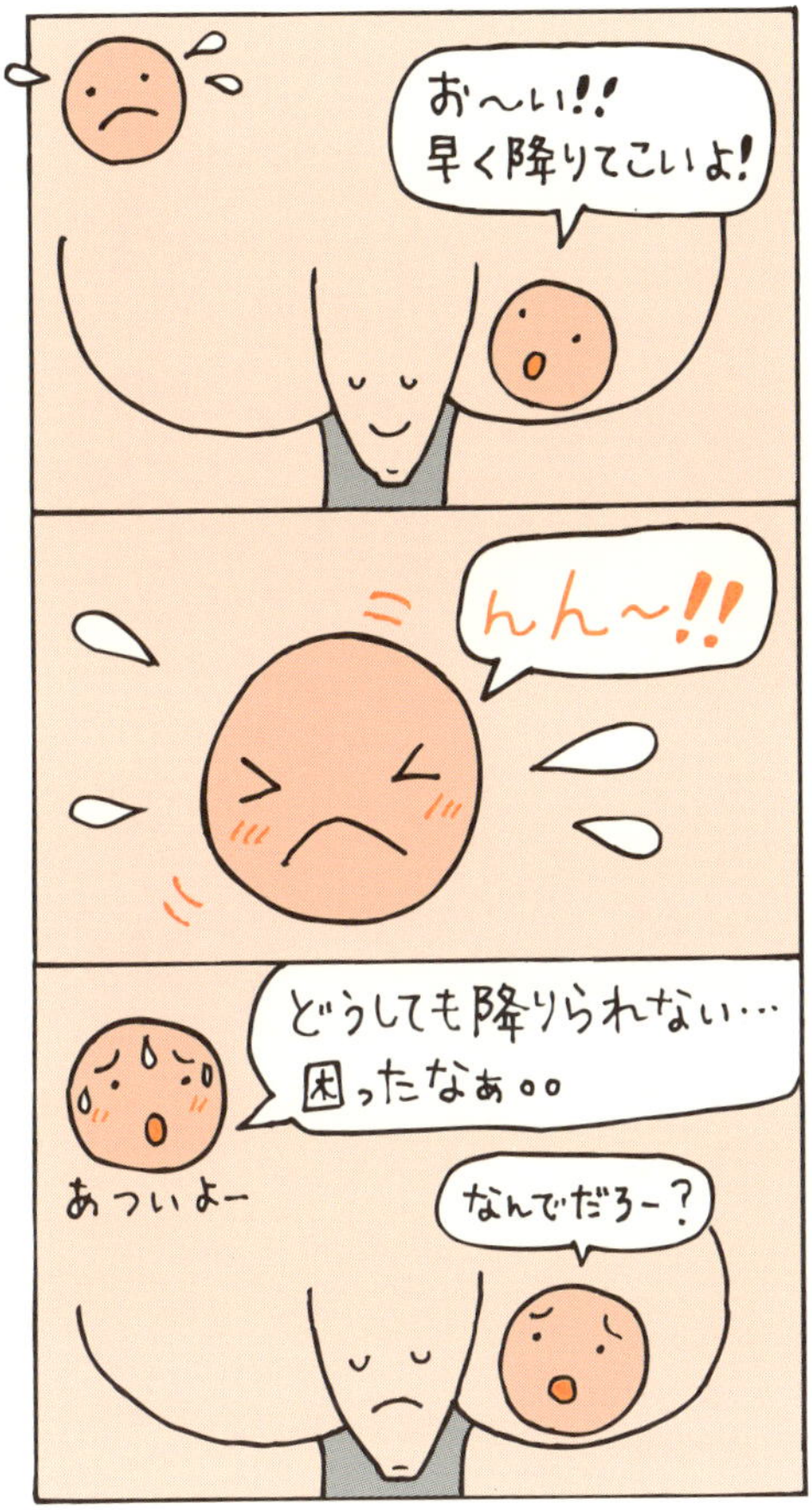
お〜い!!
早く降りてこいよ!
んん〜!!
どうしても降りられない…
困ったなぁ。。
あついよー
なんでだろー?

尿道下裂（にょうどうかれつ）

オチンチンを裏返しにしてよく見ると、細い線がクネクネといんのうまで続いているのが分かります。これは縫線と言ってオチンチンが少しずつできていった痕跡なのです。

妊娠2ヶ月ほどでオチンチンの形成が始まります。最初は板のような組織が、根元のほうから少しずつ筒状に進化します。このときに板状の組織の両端がくっついた痕跡が縫線なのです。この形成がうまくいかないと、尿道が不完全なものになり、おしっこがオチンチンの先からではなく根元のほうから出てしまうことになります。

これは尿道下裂と言い、手術が必要です。

出口がオチンチンの先のほうにある場合は、亀頭の下からおしっこが出るかたちになり、一応立っておしっこができます。しかし、オチンチンの途中や根元に出口があるものは、立っておしっこができません。立っておしっこができないというのは男の子にとって大変なコンプレックスになるので、入学前には治してあげたいですね。

尿道下裂はおしっこの出方がヘンなので、お母さんにも見つけやすい病気です。見つけたらすぐ病院で診てもらいましょう。

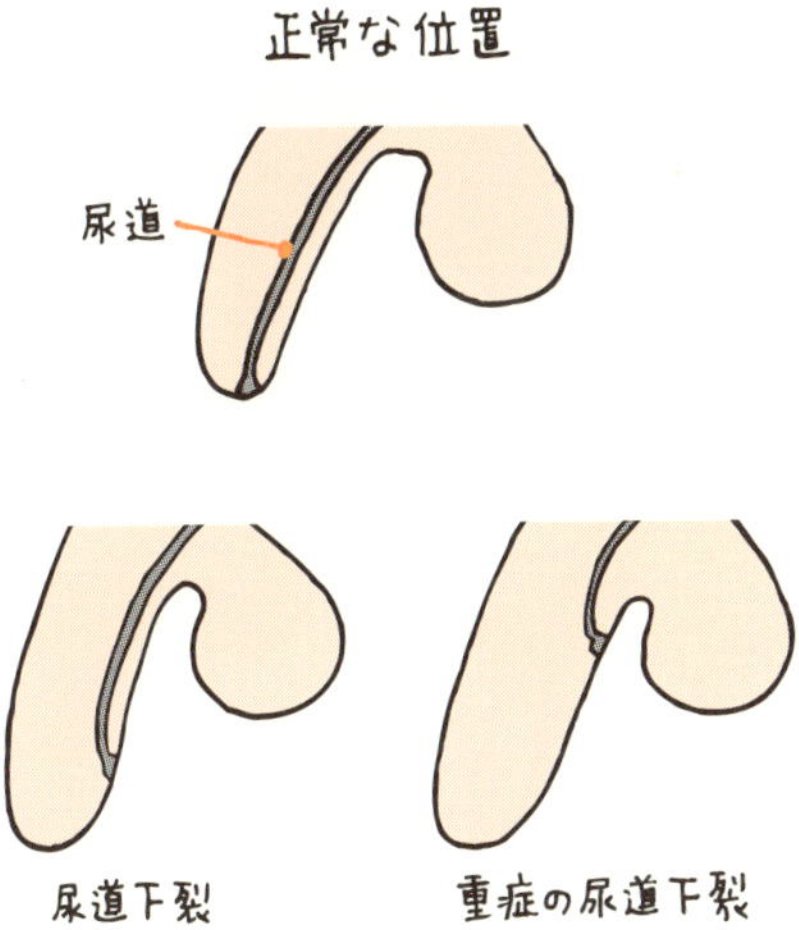
正常な位置
尿道
尿道下裂
重症の尿道下裂

縫線のう腫（ほうせんのうしゅ）

オチンチンの下側には肛門から亀頭にかけて布を縫い合わせたような細いギザギザの線・縫線が走っています。その縫線の途中に大豆大の水泡が見つかることがあります。これは縫線のう腫と言って、亀頭部にあるはずの分泌腺がまよいこんで水泡を作ったものです。

良性のものなので心配ありません。ほとんどは放っておいても自然に消えてしまいます。

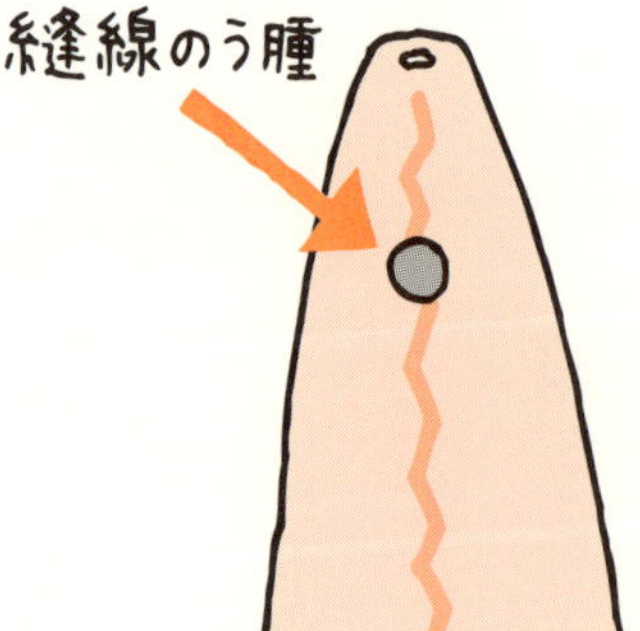

尿道口のう腫（にょうどうこうのうしゅ）

尿道口のう腫は亀頭の先にある尿道口のすぐ横にできる小豆大のできものです。子どもの間は亀頭の表面をいつも湿らせておく必要があるので、ごく少量の液体が亀頭表面に分泌されています。この分泌腺の出口がふさがると液体が中にたまってしまい、半透明のできもののようになるわけです。

これも良性のものなので心配ないのですが、痛みがあるようなら、注射器で中の液体を吸い取る治療をします。

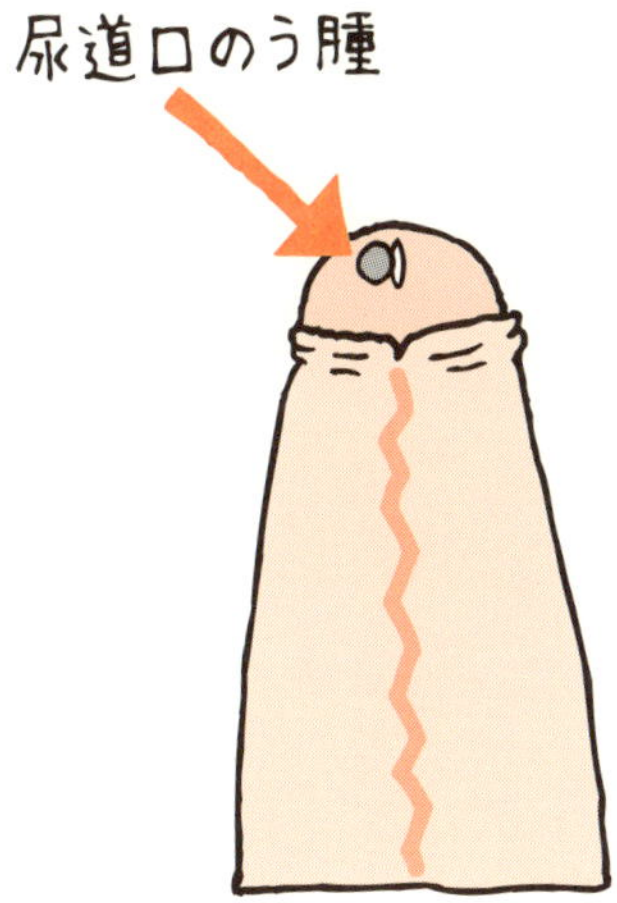

睾丸水瘤（こうがんすいりゅう）

いんのうが片方、まれに両方腫れる病気には睾丸水瘤とそけいヘルニアがあります。

いんのうの中には、睾丸が動きやすいように少量の液体が入っています。その液が異常に増えて、いんのうが瀬戸物のタヌキの金玉のように腫れるのが睾丸水瘤です。

この睾丸水瘤は、生後1年ぐらいまでの乳幼児にはかなり多く見られますが、3歳ぐらいまでに自然治癒するのがほとんどです。

ただ、いんのうの皮膚のシワがなくなるほど大きく腫れた場合には、睾丸の発育の妨げになるので、中にたまった液を注射器で吸い取る治療をします。

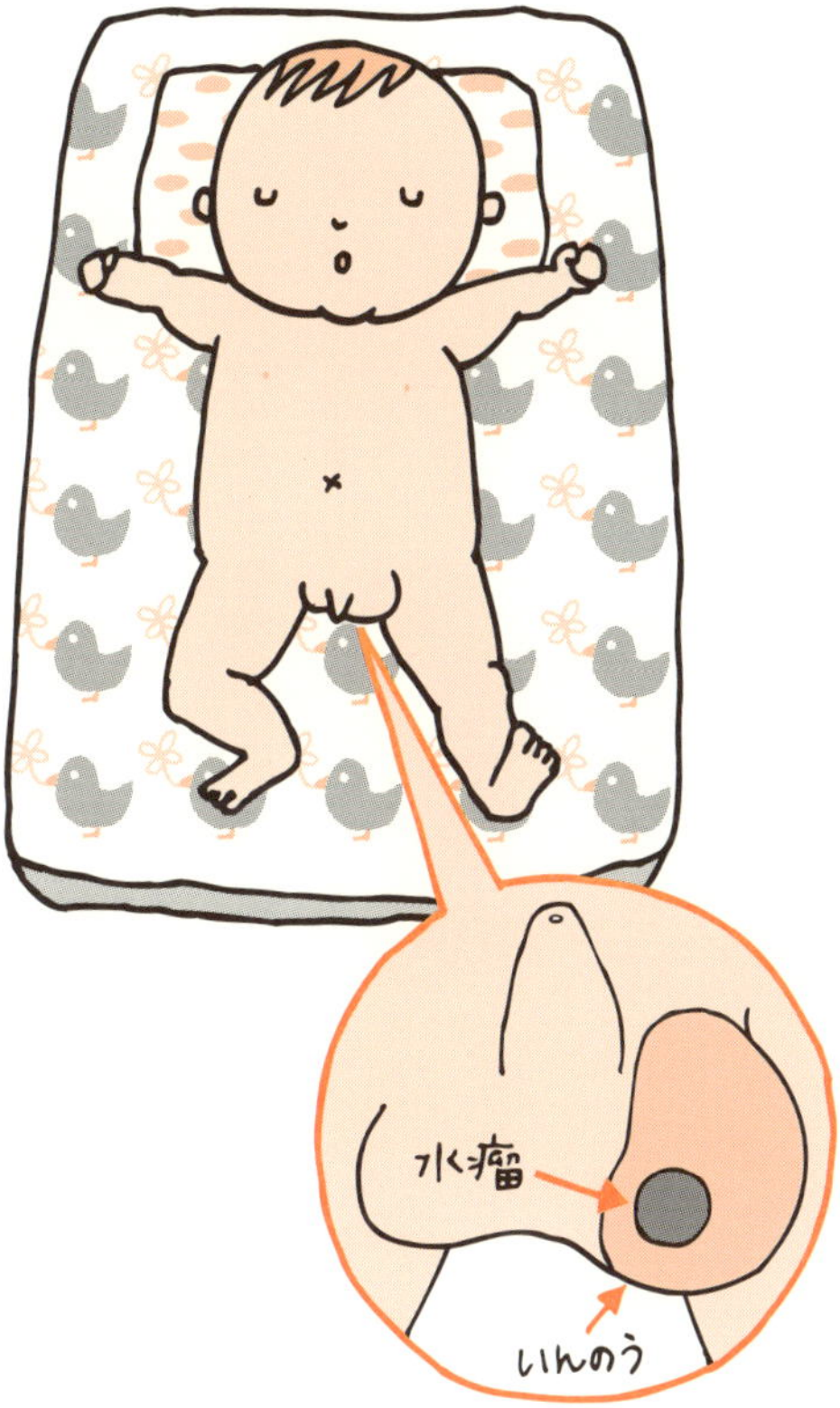
水瘤
いんのう

6

いんのうが腫れたら家庭でできる診断法

坊やのいんのうが腫れたという場合に、睾丸水瘤かそけいヘルニアかを家庭で見分けられる透光性テストというものがあります。

やり方は簡単で、まず部屋を暗くして、小型の懐中電灯を腫れているいんのうに押し付けてスイッチを入れます。いんのうがピンク色に透けて見えれば睾丸水瘤、いんのうが暗く光を透さなければそけいヘルニアと診断できるのです。

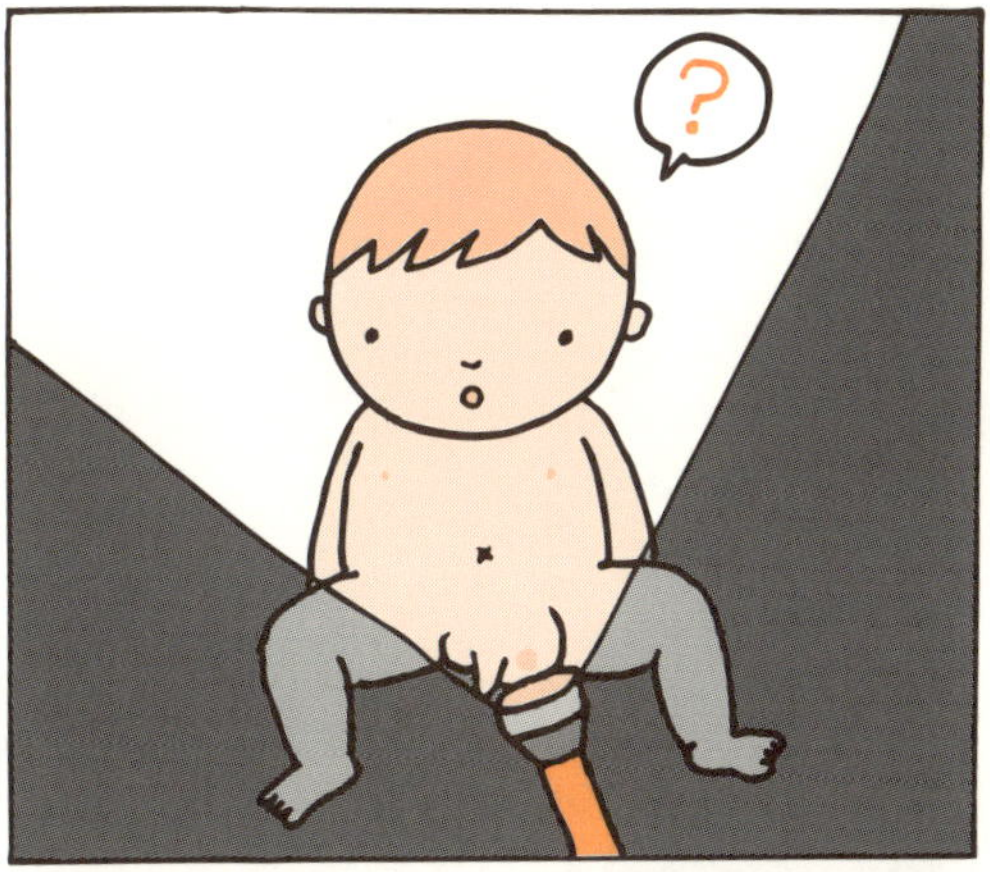
?

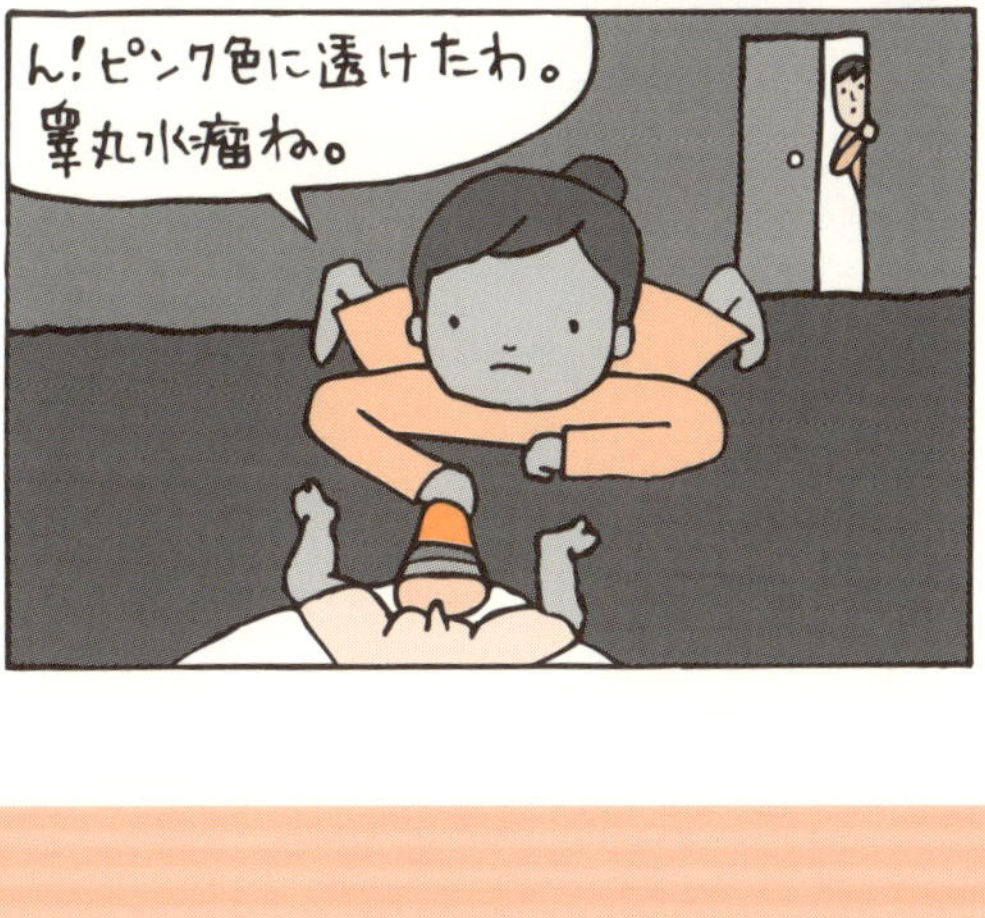
ん！ピンク色に透けたわ。
睾丸水瘤ね。

そけいヘルニア

いんのうの片方だけ（まれに両方）が大きくなる病気にそけいヘルニアがあります。俗に脱腸と呼ばれるように、小腸がいんのうの中に入り込んでいんのうがふくらんできます。そけいヘルニアは女の子にもあり、大陰唇が腫れてきます。

ふくらみが変わらない睾丸水瘤と違い、そけいヘルニアではふくらみが出たり消えたりするのが特徴です。寝ているときには消え、大声で泣いたりウンチで力んだりしたときには、腫れはひどくなりますから、お母さんにも容易に発見できるでしょう。

乳幼児のそけいヘルニアは、年齢とともに腹筋が発達するにつれ、自然に治ることが多いのですが、ふくらみが次第に大きくなったり、戻りにくくなったりしてきたときは、手術で治す必要があります。

また患部に激しい痛みを訴える場合にはかんとんヘルニアを疑わなければなりません。かんとんヘルニアとは、いんのうの中に降りた小腸が便やガスのためにふくらんでもとに戻れなくなった状態です。一刻も早く受診して、緊急手術を行う必要があります。

そけいヘルニアは、以前はお腹を切って腸が出入りする穴を縫い縮めるという手術をしていましたので、入院しなければならなかったのです。しかし、現在はお腹の皮膚から小さな穴を開けて、ここから鏡のついた機器を入れて手術をします。そのため入院なしの日帰り手術になりました。

おたふく風邪と睾丸炎（こうがんえん）

おたふく風邪（流行性耳下腺《じかせん》炎《えん》）は誰でも一回はかかる病気です。両耳の下にある唾液腺が腫れて、あたかもおたふくのような顔になるのでこのように呼ばれています。しかし、男の子では耳下腺だけでなく、睾丸も一緒に腫れます。

現在は予防注射をやっているので、おたふく風邪にかかっても、その症状は軽く耳下腺の腫れ方もひどくないことが多いようです。したがって睾丸の腫れも気がつかないことが多いようです。しかし、なかには重症の子もいて、いんのうの皮膚まで赤みを帯びてかなり大きく腫れます。この場合は睾丸の腫れに対する特別な治療は必要なく、耳下腺の腫れとともに一週間ほどで正常に戻ります。

乳幼児でかかる場合は問題はないのですが、思春期をすぎてかかったときが問題なのです。耳下腺の腫れはわずかでも、睾丸はかなり大きく腫れてきます。両側の睾丸が腫れることが多いようです。何が問題なのかと言いますと、睾丸の機能が悪くなることです。

睾丸の働きには二つあります。一つは男性ホルモンを作ることで、もう一つが精子を作ることです。この精子を作る働きがダメになるのです。ということは子どもを作れない不妊症になることです。中学生になって、まだおたふく風邪にかかっていなければ、ワクチンをする必要があります。小児科で相談してください。

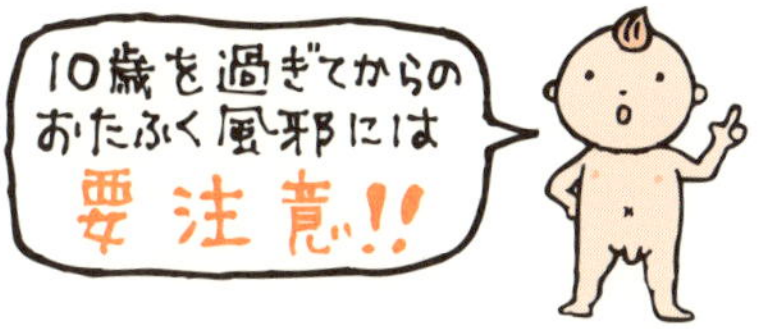
10歳を過ぎてからの
おたふく風邪には
要注意!!

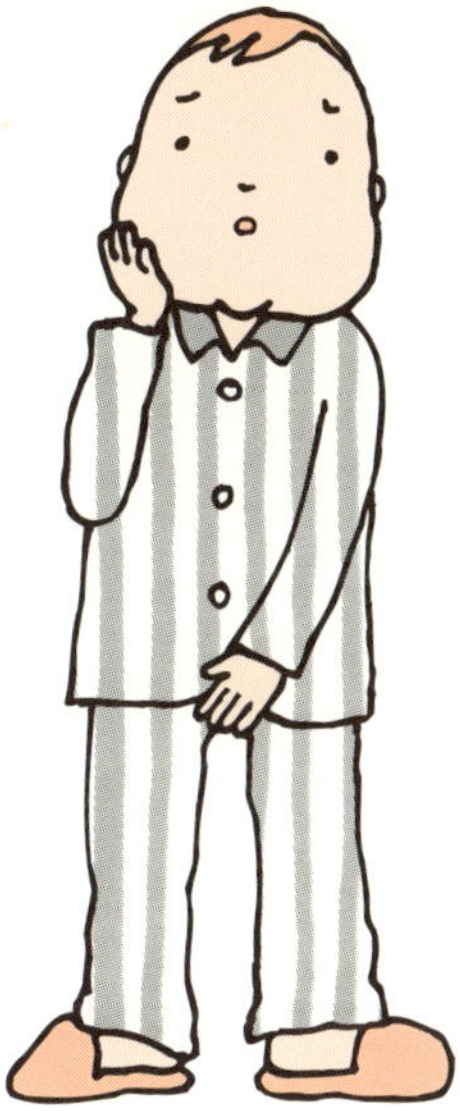

睾丸のがん

まれですが、乳幼児も睾丸のがんになることがあります。

1歳6ヶ月の幼児ですが、保健所の健診で片方の睾丸にシコリがあると言われ、病院で診てもらったら、「こんな小さい子にがんがあるはずがない」と言われたそうです。

それでもお母さんはどうも心配で、セカンドオピニオンを求めて私のところに来院しました。左側の睾丸が右に比べて明らかに大きく、その上硬いシコリがありました。私はがんの可能性が高いと診断し、いい病院を紹介して、その日のうちに手術をしました。

結果はやはりがんでしたが、周囲のリンパ腺に転移する前に切除することができたので、大事にならずにすみました。

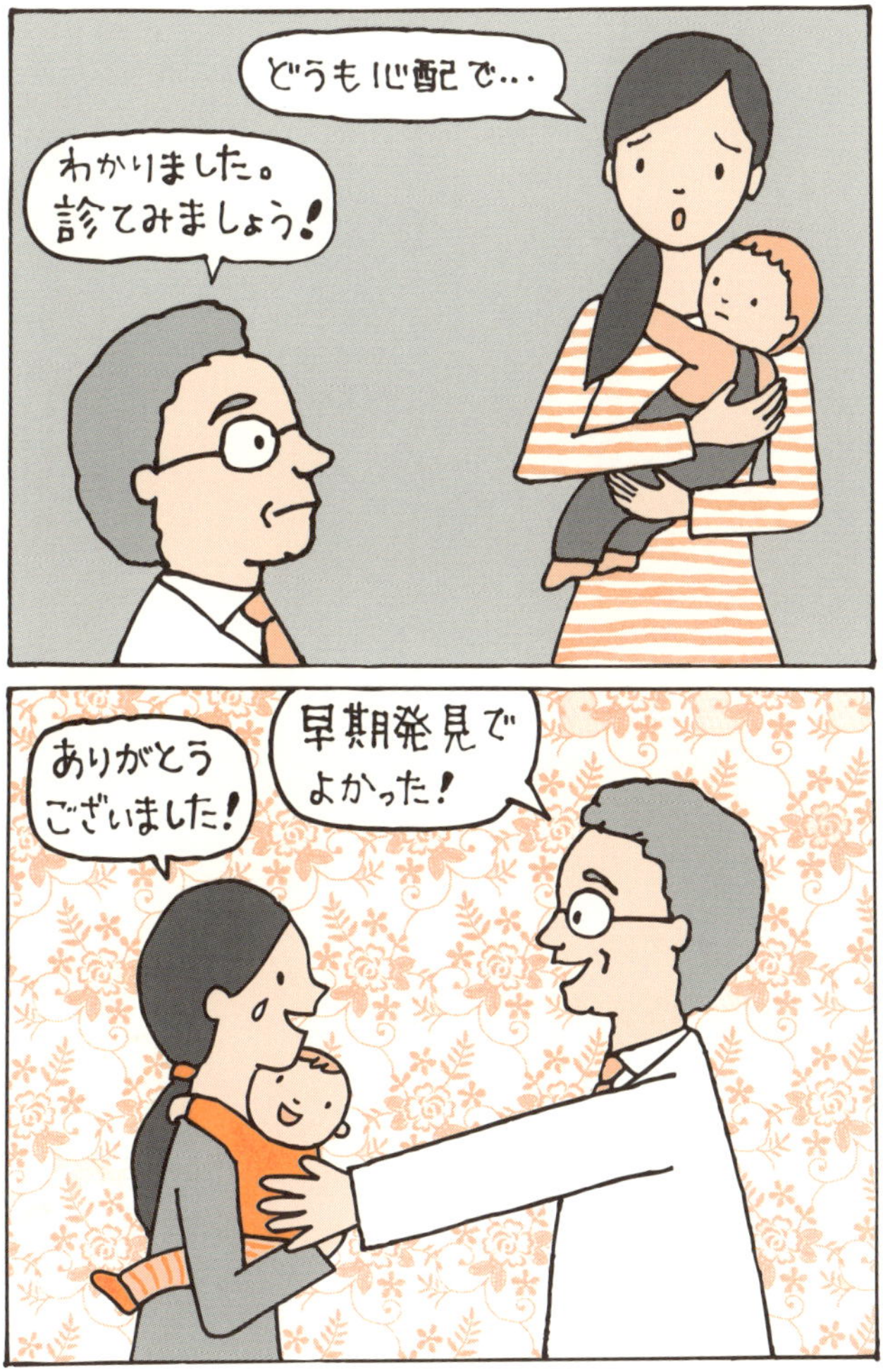
どうも心配で…
わかりました。
診てみましょう!
早期発見で
よかった!
ありがとう
ございました!

いんのうの皮膚炎

パンツやおむつの中で、オチンチンは上から押さえられて、いんのうにくっつくようなかたちになります。

子どものオチンチンは包茎ですから、オチンチンの先におしっこが残りがちです。

そうすると、オチンチンの先がいんのうに接触する部分が、常におしっこの刺激を受けることになり、ただれて皮膚炎をおこします。

おしっこのあと、オチンチンをよく振って、おしっこを残さないようにすれば、このトラブルは防げます。

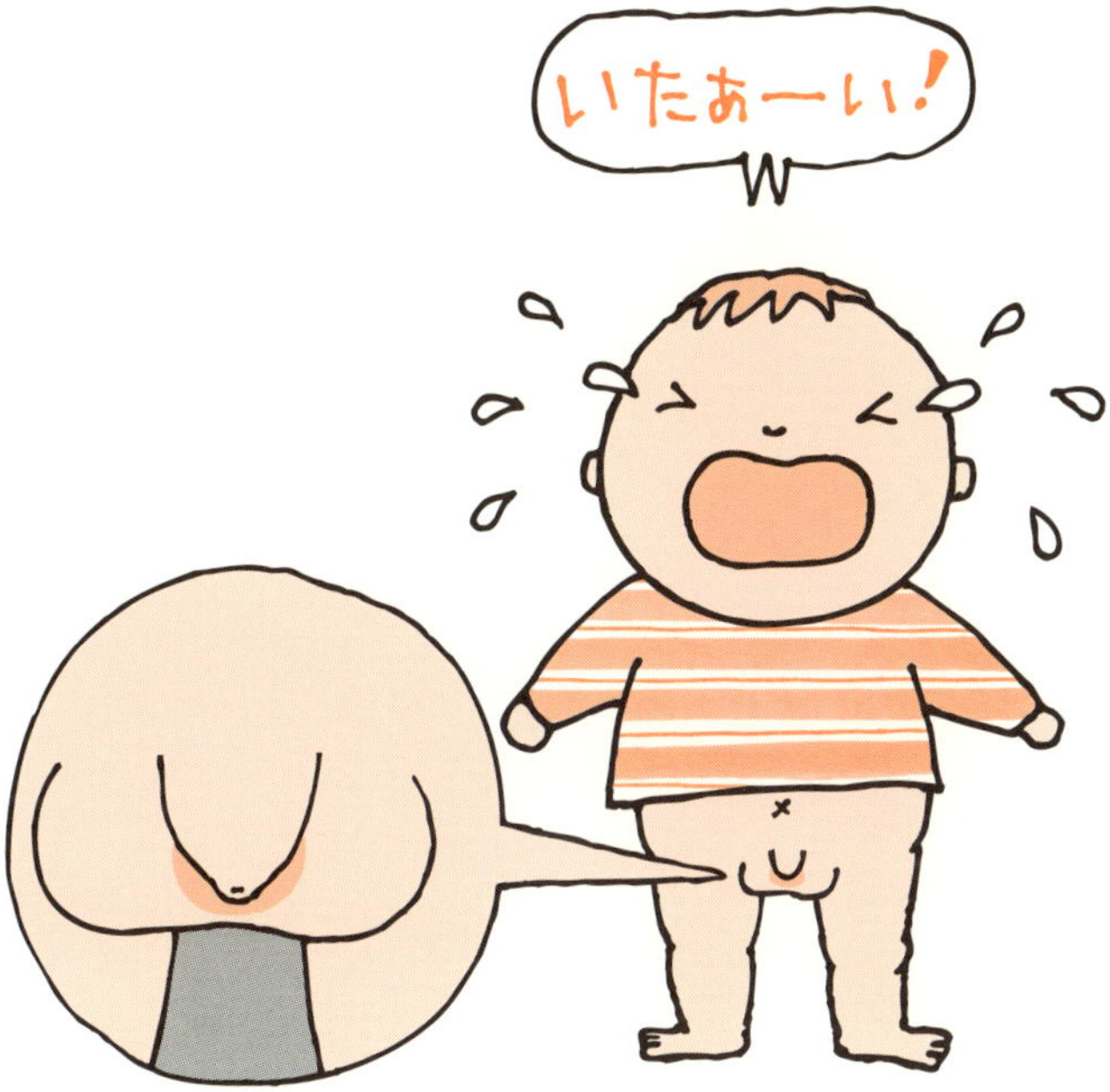
いたあーい!

オチンチンのけが

活発に動き回る男の子にけがはつきもの。オチンチンも例外ではありません。

おしっこをしてから早く遊びに戻ろうとして、急いでチャックを引き上げたとたん、オチンチンをはさんでしまう――男の子ならみんな一度や二度は経験することです。

このようなとき、お母さんとしてはあわてず騒がず、素早くチャックを下ろしてはずしてしまうこと。痛くないようにと思って、そっとやるとかえって痛いのです。あとは傷口を消毒して薬をつけておきましょう。

お母さんでははずせそうもないと思ったら、近くの小児科か泌尿器科へ連れて行きましょう。

それから、ブランコやジャングルジムから落っこちてオチンチンを打ったり、鉄棒やすべり台でオチンチンをこすったりぶつけたりするという、遊具によるけがもよくあります。

変わったところでは、勢いよく上げた便器の内ブタが跳ね返って、内ブタと便器の間にオチンチンをはさんでしまったというけがもありました。

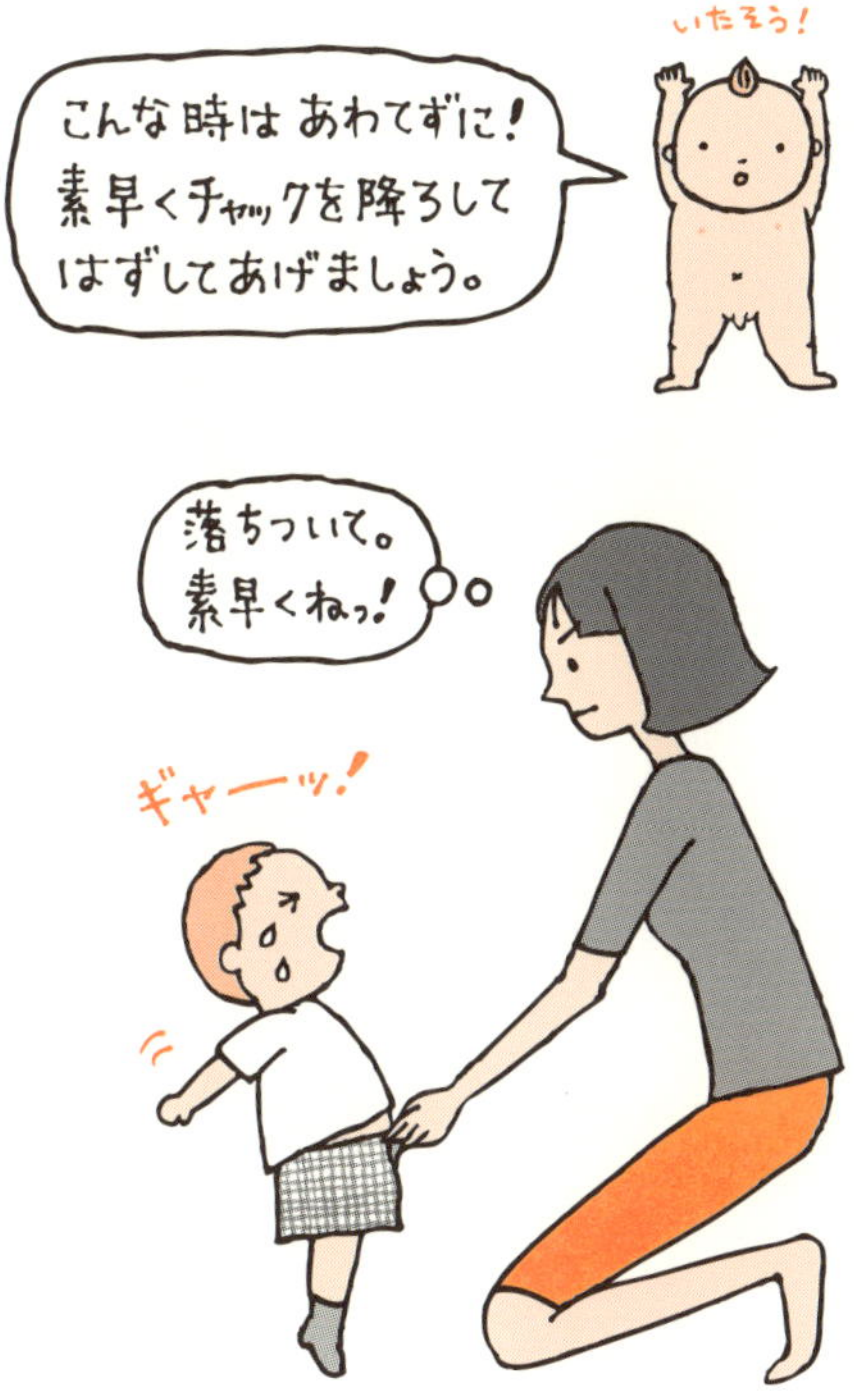
いたそう！
こんな時は あわてずに！
素早くチャックを降ろして
はずしてあげましょう。
落ちついて。
素早くねっ！
ギャーッ！

睾丸の切除

女性の卵巣と違って睾丸は体の外にブラ下げられています。「体温より2～3度低い温度でないと正常に働かない」と説明しました。この「外にブラ下がっている」ことが、男性にとって大変な迷惑なのです。まず外見上の問題です。きつめのズボンをはいたときに特に気になります。

何年か前のことですが、まだ高校生だったと記憶していますが、診察室で私の前に座ったとき、「やっぱりダメだ。まじめそうな先生だから」と言って帰ろうとしました。ふまじめそうな先生だから診察せずに帰るというのならまだしも、まじめそうだからダメと言われて私もびっくりしました。

「なんだかよく分からないけど、どういうことですか?」と聞いても、「どうせ言うことを聞いてくれないから」と出て行こうとします。何とか説得して座らせ、聞き出しました。「ズボンをはくときに邪魔になるから、睾丸を手術して取ってくれ」というのが彼の希望でした。名古屋の子で、新幹線で転々と泌尿器科を探してまわり、当たり前ですが、皆断られてとうとう私のところにたどり着いたようです。

女性のようにスッキリとズボンをはきたいというのが望みだったようです。無駄だと知りつつ、長い時間をかけて説得しました。現在では、一部の世界ではやっているようですが、男でも女でもない人間になってしまうこと、今一時の希望をかなえても、一生後悔すること、そして睾丸を切除することは、一般の医師では法律違反になることも説明しました。それにしても、そうまでして外見を良くしたいのか、と驚きました。

この子の「それから」は分かりません。どうぞあきらめて、闇の医師などを訪ねないよう祈っています。

睾丸は男の命

睾丸は男の命で大変大切なものですから、十分な保護が必要です。そのために体の他の部分と比較して、感覚が鋭くなっています。

野球のテレビ放送で、ボールがキャッチャーの股間に当たって、すごく痛がっている様子が写ることがあります。キャッチャーは専用のプロテクターで防御しているのですが、それでもあの有様です。ここはちょっとたたかれただけでもひどく痛むものです。また、この部分はすぐに出血して腫れもひどくなりますので、小さい子どものうちから、ここはけったりたたいたりしてはいけないと、厳しく教えてください。

万が一いんのうを打撲したときには、いんのうの色と腫れに注意してください。いんのう内に出血した場合には、皮膚が黒くなって腫れます。すぐに冷やして専門医を受診してください。
オチンチンの場合も同じです。場所によっては、ひどくオチンチンが曲がります。

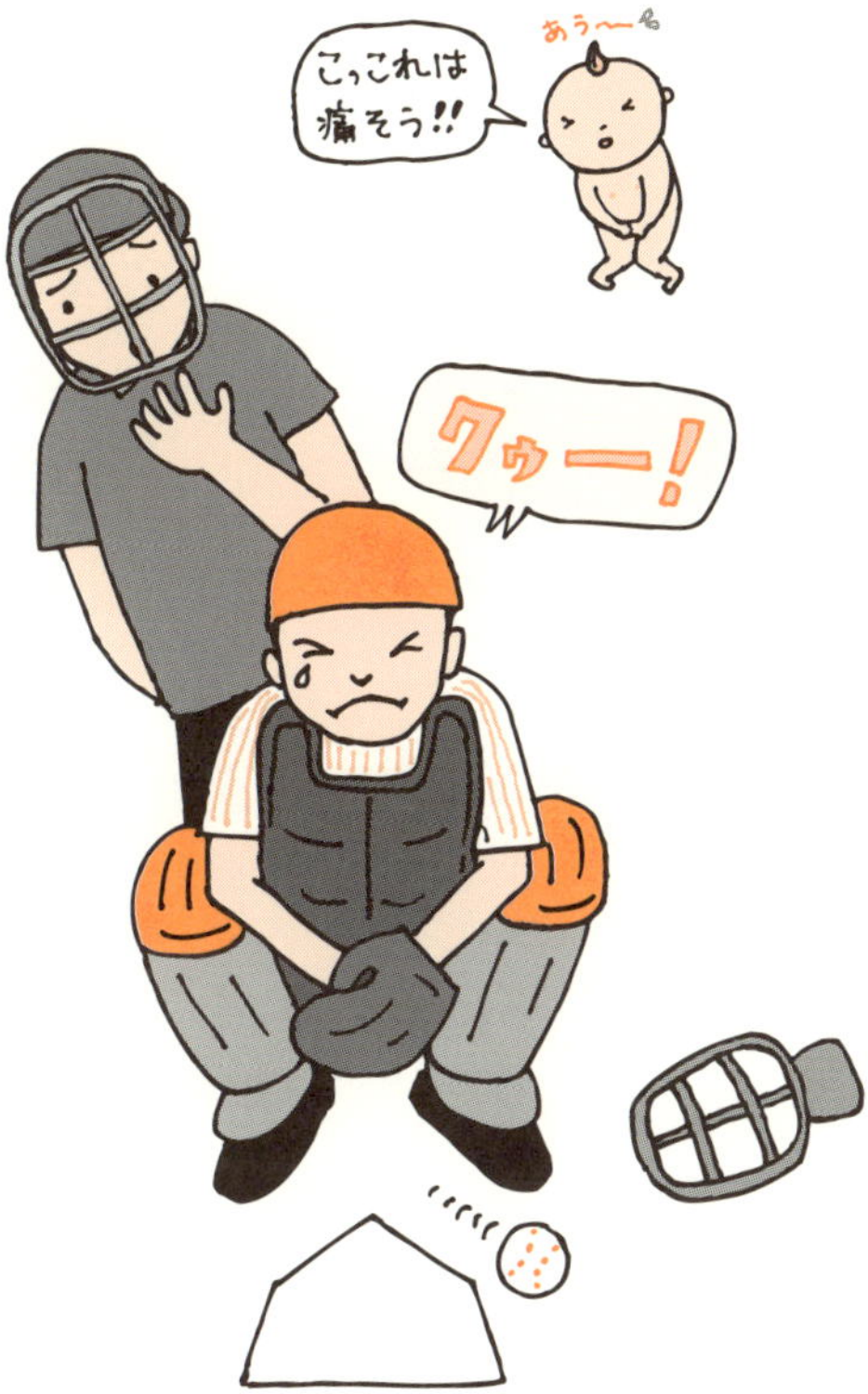

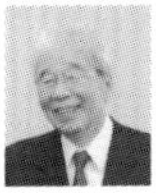

矢島暎夫（やじま・てるお）

1937年東京生まれ。慶応大学医学部卒業。がん細胞の研究で博士号を取得。神奈川済生会病院で交通救急外科を学び、1971年、東京中野区に外科泌尿器科医院を開業。日本癌学会会員、日本泌尿器科学会会員、泌尿器科専門医、日本性機能学会会員。
著書『まじめなオチンチンの話』（冬樹社／『男の子を知る本』として集英社文庫に収録）、『はじめまして男の子』『まじめなオチンチン相談室』（共に冬樹社）他。

本文デザイン／寒水 久美子
本文イラスト＆まんが／霜田 りえこ

0～9歳　男の子のママへ
まじめなオチンチンの話

発行日　2011年7月30日　初版
　　　　2021年9月10日　第12刷　発行
著　者　矢島 暎夫
発行人　坪井 義哉
発行所　株式会社カンゼン
　　　　〒101-0021
　　　　東京都千代田区外神田2-7-1 開花ビル
　　　　TEL 03（5295）7723
　　　　FAX 03（5295）7725
　　　　http://www.kanzen.jp/
　　　　郵便振替　00150-7-130339
印刷・製本　株式会社シナノ

ISBN 978-4-86255-101-6
Printed in Japan
定価はカバーに表示してあります。

ご意見、ご感想に関しましては、**kanso@kanzen.jp** までEメールにてお寄せ下さい。お待ちしております。

カンゼンの子育ての森

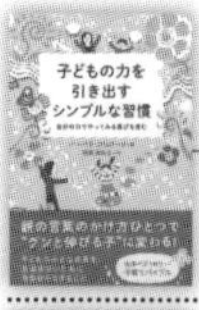

自分の力でやってみる喜びを育む

子どもの力を引き出すシンプルな習慣

バーバラ・コロローソ 著／田栗美奈子 翻訳　定価：1,500円（+税）

全米ベストセラー！子どもと楽しく生きていくための“育児の知恵”を学べる一冊。

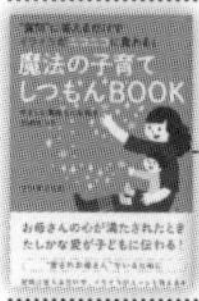

“質問”に答えるだけでイライラがニコニコに変わる！

魔法の子育てしつもんBOOK

マツダミヒロ 著　定価：1,300円（+税）

お母さんが子どもに対していつも“やさしい気持ち”でいられる手ほどきを丁寧に解説。

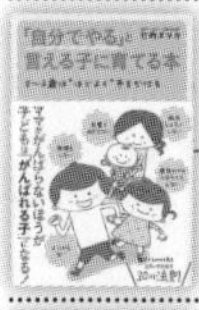

「自分でやる」と言える子に育てる本

0～6歳は“ほどよく”手をかける

竹内エリカ 著　定価：1,300円（+税）

“ほどよく”手をかけて上手に子どものやる気を引き出す、目からウロコの30の法則。

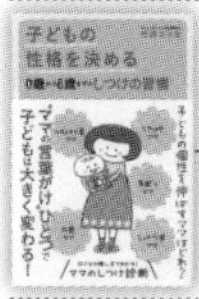

子どもの性格を決める

0歳から6歳までのしつけの習慣

竹内エリカ 著　定価：1,300円（+税）

“ママの言葉”ひとつで子どもは大きく変わる！子どもの個性を伸ばすための大切な習慣。

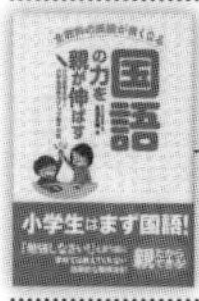

全教科の成績が良くなる

国語の力を親が伸ばす

プロが教える小学生の学力アップ親子作戦

高濱正伸 著　定価：1,300円（+税）

国語ができる子の家庭はここが違う！親でなければできない学力の伸ばし方。

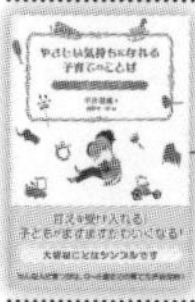

やさしい気持ちになれる子育てのことば

0～6歳は甘えて育つ

平井信義 著　海野洋一郎 編　定価：1,200円（+税）

育児に確かな方針を！0～6歳の育児に大切なことばを精選して収録。

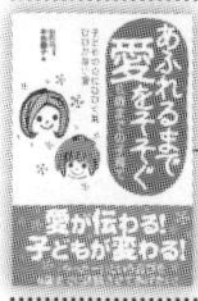

あふれるまで愛をそそぐ 6歳までの子育て

子どもの心にひびく愛・ひびかない愛

本吉圓子 著　定価：1,300円（+税）

伝わらない愛は愛していないのと同じです！子どもに確実に愛を伝える秘訣とは。

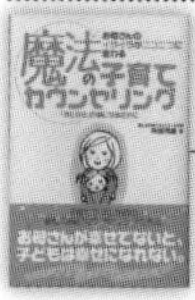

お母さんのイライラがニコニコに変わる

魔法の子育てカウンセリング 「おとな心」の親になるために

阿部秀雄 著　定価：1,300円（+税）

子どもにイライラをぶつけてしまうママのための癒しの自己カウンセリング法。